Köhnlechner

DIE SIEBEN SÄULEN DER GESUNDHEIT

Köhnlechner

DIE SIEBEN SÄULEN DER GESUNDHEIT

Krankheit ist kein Schicksal

Lizenzausgabe für
Manfred Pawlak Verlagsgesellschaft mbH, Herrsching
© Droemersche Verlagsanstalt Th. Knaur Nachf., München
Umschlaggestaltung: Bine Cordes, Weyarn
Alle Rechte vorbehalten
Printed in Germany
ISBN 3-88199-323-1

»Das wichtigste Werkzeug zur Heilung liegt in uns selbst.«

Emile Coué

Inhalt

Vorwort

Ein vielbeschäftigter Arzt fragt einen Patienten, der seine Praxis betritt: »Wegen welcher Krankheit kommen Sie?« Der Patient erwidert: »Ich komme wegen keiner Krankheit – ich komme wegen meiner Gesundheit.« Ich kann mir das überraschte Gesicht des Mediziners gut vorstellen.

Ein Gesunder, der sich seine Gesundheit erhalten möchte, im ärztlichen Sprechzimmer – eine solche Szene ist beinahe utopisch in unserer Zeit, in der sich alles um Krankheiten und Kranksein dreht. Über nichts sprechen die Menschen mehr als über ihre Krankheiten. Der Begriff »Gesundheit« kommt dagegen nur selten vor. Es scheint so, als hätten wir die Hoffnung, gesund bleiben zu können, längst aufgegeben.

Dabei ist die Gesundheit unser höchstes Gut. Das,

was die Menschen am meisten ersehnen. Mehr noch als Liebe, Geld und Erfolg. So äußerten sich die Bundesbürger jedenfalls gegenüber Meinungsforschern. Bei einer anderen Umfrage stellte sich heraus, daß sich nur noch eine verschwindende Minderheit der Bevölkerung völlig gesund fühlt: 9 Prozent der Frauen und 14 Prozent der Männer. Der überwiegende Teil der Bundesbürger ist von seinem größten Wunsch, gesund zu sein, also weit entfernt. Millionen Menschen, die ihre Rettung nicht selten darin sehen, daß sie irgendwelche, oft »selbstverordnete« Pillen schlucken. Erreicht haben sie damit vor allem eins: daß sich der Umsatz der Apotheken innerhalb von wenigen Jahren nahezu verdoppelt hat.

Diesen Menschen möchte ich mit meinem neuen Buch helfen. Nicht mit Patentrezepten. Aber mit der Anleitung zu einer gesünderen Lebensweise.

Wieviel Elend (und wie viele Ärzte) weniger gäbe es auf der Welt, wenn die Menschen in ihrer Lebensweise rechtzeitig ein paar einfache, natürliche Regeln beherzigen würden. Schon in meinen bisherigen Arbeiten habe ich darauf hingewiesen, daß es viel wichtiger ist, die Gesundheit zu erhalten als die Krankheit zu behandeln.

Das wußten schon die alten Chinesen und die Inkas in Südamerika: Der Patient bezahlte seinen Arzt nur, solange er gesund war. Wurde er krank, stellte er die Zahlungen sofort ein. Der Arzt war damals mehr der Gesundheitsberater als der Heilbehandler – eine Rolle, die unsere Mediziner von heute wieder anstreben sollten.

Mit diesem Buch »Die sieben Säulen der Gesundheit« möchte ich ganz im Sinne der alten Chinesen und Inkas einen Beitrag dazu leisten, daß meine Leser gar nicht erst krank werden.

Ich werde Sie auf den folgenden Seiten mit den sieben Säulen bekannt machen, mit denen wir unsere Gesundheit stützen können – ein solides Fundament, das uns allen von der Natur mitgegeben wurde. Wir müssen es nur wiederentdecken.

Manfred Köhnlechner

Erste Säule: Richtig atmen

1. Atmen und Leben sind eins

Sie atmen, also leben Sie. Ohne Atmung ist kein Leben
möglich.
Wenn in diesem Augenblick – etwa durch Herzversa-
gen – Ihre Atmung aussetzt, sind Sie in fünf Minuten
tot.
Vorher aber geschieht folgendes:

ERSTE MINUTE: Im Körper breitet sich Alarmstimmung aus. Die Hirnanhangdrüse reagiert überschie-
ßend. Der Herzschlag beschleunigt sich, der Puls beginnt zu jagen.

ZWEITE MINUTE: Die Atmung wird immer schneller,
aber schwächer. Sie kann nicht mehr genügend Sauer-

stoff in die Lunge bringen. Gähnen und verzweifeltes Luftschnappen lösen sich ab. Temperatur und Blutdruck sinken. Das Blut verdickt sich. Todesangst setzt ein.

DRITTE MINUTE: Blutungen im Gewebe. Man erkennt dunkle Flecke unter der Haut. Die Lunge bläht sich, wird aber immer blutleerer. Die Bronchien füllen sich mit rötlichem Schaum. Wichtige Gehirnteile sterben ab. Es kommt zu Halluzinationen.

VIERTE MINUTE: Das Blut wird immer dunkler. Sein Säurewert sinkt ab. Auch die Körpertemperatur sinkt dramatisch weiter. Das Herz setzt aus, flackert wieder auf, versucht durch letzte wilde Doppelschläge die Sauerstoffnot auszugleichen. Weitere Teile des Gehirns sterben ab.

FÜNFTE MINUTE: Das Gewebe stirbt ab. Der Herzmuskel arbeitet immer mühsamer, bis er schließlich aussetzt. Gesicht und Lippen laufen bläulich an. Die Nasenflügel werden eingezogen und bleiben in dieser Stellung stehen, denn der letzte Atemzug ist ein Einatmen. Der Tod tritt ein . . .

Dieser dramatische Ablauf zeigt uns, daß Atmen und Leben eins sind. Mit dem ersten Atemzug fängt unser Leben an, mit dem letzten Atemzug verlöscht es. Normalerweise. Es gibt auch Fälle, in denen die Atmung eines Menschen durch die Herz-Lungen-Maschine künstlich verlängert wird.
Nach unserer religiösen Vorstellung fing alles so an:

Gott hatte einen Lehmklumpen nach seinem Bild geschaffen. Als letztes blies er ihm den Atem durch die Nasenlöcher ein. Der Lehmklumpen begann sich zu bewegen. Er holte tief Luft, stand auf – lebte. Er war Mensch geworden.

So erzählt es jedenfalls die Bibel.

Aber auch die Wissenschaft, die das Werden des Menschen als einen biologischen Entwicklungsprozeß von vielen Millionen Jahren ansieht, bezweifelt nicht, daß der Atem am Anfang allen Lebens auf dieser Erde steht.

Ist der Atem somit die wichtigste Säule unseres Lebens, so ist das *richtige* Atmen die wichtigste der sieben Säulen, auf dem das Gebäude unserer Gesundheit ruht.

Allerdings wissen wir kaum noch, wie man richtig atmet. Als Kinder wußten wir es. Das gesunde Baby, das mit dem ersten Atemzug den ersten Schrei ausstößt, hat keinen Unterricht nehmen müssen. Im Laufe der Jahre verflacht die Atmung. In der Schulbank führt das zu Fehlhaltungen und einseitigen Belastungen, die unsere Gesundheit gefährden.

Ist bei einem Menschen die Atmung nicht genügend entwickelt, so ist auch seine Vitalität, seine Lebenskraft gering. Andererseits konnte ich in vielen Fällen beobachten, daß mit der Verbesserung der Atmung auch die Vitalität gesteigert wurde.

Es lohnt sich also, sich mit diesem Vorgang zu befassen, der für die Qualität und letztlich auch für die Dauer unseres Lebens von so entscheidender Bedeutung ist.

Wir atmen aber nicht nur falsch, wir atmen auch das

Falsche ein. Ich meine damit die Qualität dessen, was wir über Nase und Mund, aber auch über die Haut aus der Atmosphäre aufnehmen und wieder an sie abgeben.

Dieses »Was« des Atmens werde ich noch ausführlich behandeln. Zunächst möchte ich mich mit dem »Wie« befassen.

2. Was das »Wie« des Atmens bewirken kann

Wir kennen alle das Bild des Menschen, der frei und aufrecht, mit »stolzgeschwellter« Brust durchs Leben geht. Er spürt instinktiv, daß die Bewegung aus der Atmung geboren wird, und er atmet richtig. Man nennt ihn den »Hochatmer-Typ«. Er ist der geborene Sieger und für Krankheiten kaum anfällig.

Wir kennen aber auch sein Gegenstück: den Menschen, der sich gebückt vorwärts bewegt, mit flacher, eingefallener Brust – den sogenannten »Bauchatmer«. Seine Lunge ist verkümmert, ihm fehlt die Spannkraft und der »lange Atem«, um große Ziele zu erreichen. Krankheiten setzt er nur wenig Widerstand entgegen.

Zwei Beispiele, die zeigen, wie sehr Atmung und Lebensschicksal voneinander abhängen.

Jeder Atemzug verändert den Grad der Beckenneigung und die Krümmungen der Wirbelsäule. Er sorgt so für einen rhythmischen Bewegungsablauf und damit für unsere Körperhaltung. Darin drückt sich ein Teil unserer Beziehungen zur Umwelt aus.

Die Atmung kann aber auch unseren Gemütszustand ausdrücken.

Ein Mensch, der erregt ist, der haßt, atmet schneller. Hat ein Mensch Hoffnung oder liebt er, ist sein Atem ausgedehnt und kraftvoll. Ist er deprimiert, bekümmert, sinkt sein Atem ab, wird immer weniger. Bei schweren Depressionen nimmt der Atem bis auf ein Minimum ab.

Andererseits können wir uns durch den richtigen Atemeinsatz auch aus einem negativen Gemütszustand befreien. Wie wir uns in einer depressiven Phase durch Schreien oder Lachen wieder »Luft« machen, werde ich noch schildern. Der englische Mediziner Thomas Sydenham meinte schon vor 300 Jahren, daß die Ankunft eines guten Clowns einen segensreicheren Einfluß auf die Gesundheit einer ganzen Stadt ausübe als 20 mit Medikamenten beladene Esel.

Der Atem durchdringt unseren Körper, unsere Seele und unseren Geist. Ein wunderbares Instrument, das die Melodie unseres Lebens spielt – harmonisch oder weniger harmonisch, je nachdem, ob wir ihm die richtigen oder falschen Noten vorgeben.

Bei der Regulierung dieser Harmonie durch Wiedererlangung der verlorenen Atemtechnik kommt uns zustatten, daß die Atmung der einzige lebenswichtige Vorgang des Menschen ist, den wir bewußt steuern können. Sie funktioniert zwar automatisch, läßt sich aber auch willkürlich handhaben.

Atemtherapie und Atemgymnastik basieren darauf.

Bevor ich mich damit befasse, zum besseren Verständnis zunächst einige kurze Erläuterungen über den Atmungsapparat und die Atmungsabläufe.

DIE ATMUNG: Der Vorgang des Atmens heißt Atmung. Als Atem bezeichnet man die ein- und ausgeatmete Luft. Beim Einatmen nehmen wir Sauerstoff in uns auf, beim Ausatmen geben wir Kohlensäure ab. Im Körper findet ein Gasaustausch zwischen dem Blut und der im Atmungsapparat enthaltenen Luft statt.

DIE ATEMWEGE: Die Luft, die wir aufnehmen, gelangt hauptsächlich durch die Nasenlöcher in den Atmungstrakt. Sie strömt durch die Nasenhöhlen, den Rachen, den Kehlkopf, die Luftröhre, die Bronchien und die Bronchiolen in die Lungenbläschen. Hier findet der Gasaustausch mit dem Blut statt.
Nasenhöhlen und Rachen haben die Funktion einer Klimaanlage. Sie erwärmen die einströmende Luft, befeuchten sie und reinigen sie von Staubpartikelchen. Bei minus 10 Grad Außentemperatur wird die Luft bis zum Eintritt in die Lunge auf 20 Grad erwärmt. Als Filter zur Reinigung von groben Staubpartikelchen dienen die Härchen im vorderen Nasenteil und die feuchten Oberflächen der Schleimhaut. Feine Flimmerhärchen der Nasenschleimhaut, des Kehlkopfs, der Luftröhre und der Bronchien sorgen für den Abtransport der Staubteilchen und anderer Fremdstoffe, die den ersten Grobfilter passiert haben. 99 Prozent dieser Fremdkörper werden in den Magen eingeschleust und vom Körper wieder ausgeschieden, ein Prozent wird in Richtung Kehlkopf transportiert und ausgehustet.
Dieses Reinigungssystem kann aber zusammenbrechen – wenn durch unsere hochindustrialisierte Um-

welt mit ihrem Rauch und ihren Abgasen oder aber durch Rauchen die Körperabwehr überfordert wird. Folge: Die Atemwege verstopfen, entzünden sich. Am anfälligsten sind dabei die Bronchien, die vor dem Eintritt der Luft in die 650 Millionen Lungenbläschen für die letzte »Feinreinigung« zuständig sind.

Wie bedrohlich das für unsere Gesundheit ist, werde ich in dem Abschnitt über das »Was« des richtigen Atmens behandeln.

DIE ATEMBEWEGUNG: Wir atmen ein, und wir atmen aus – durchschnittlich 16- bis 18mal in der Minute. Dann folgt eine Ruhepause.

Die Atmung erfolgt durch rhythmische Erweiterung und Verengung des Brustraums. Bei der normalen Atembewegung wird der Brustraum durch Heben der Rippen und Senkung des Zwerchfells erweitert. Die Verkleinerung des Brustraums beim Ausatmen erfolgt mehr passiv. Das erschlaffte Zwerchfell wird durch den Druck der Baucheingeweide nach oben geschoben.

Der Körper beteiligt sich aber nicht nur mit Brustkorb und Zwerchfell, sondern mit der gesamten Wirbelsäule, dem Schultergürtel und der Atemhilfsmuskulatur an Hals, Bauch und Becken am Atemvorgang.

Eine Störung des Atmens führt deshalb zu einer »gesamtkörperlichen Rhythmusstörung«.

Eine ständige Kümmeratmung, also ein zu flaches Atmen, mit dem immer nur das Existenzminimum an Luft zugeführt wird, führt auf die Dauer zum Hängebauch, zu Haltungsanomalien, Rückenmuskelkrampf und Bandscheibenüberlastung.

Andererseits hat ein »gutes« kräftiges Atmen einen positiven Einfluß auf unsere Haltung. Wir können im Wachstumsalter damit zum Beispiel den Brustkorb erweitern und so die sogenannte »Vitalkapazität« der Lunge erhöhen.

Mit jeder Atmung nehmen wir einen halben Liter Luft in uns auf und stoßen ihn wieder aus. Bei jedem kräftigeren Atemzug werden eineinhalb Liter »Ersatzluft« ausgetauscht, bei weiter gesteigertem Atem noch weitere eineinhalb Liter »Reserveluft«. Die Lunge eines erwachsenen Menschen hat also ein Hohlmaß von dreieinhalb Litern.

DIE FEHLATMUNG: Schon im Kleinstkindalter – zwischen einem Jahr und vier Jahren – kann es zu einer Fehlatmung kommen, die unbewußt hervorgerufen wird und zu dramatisch anmutenden Folgen führt.

Ein Kind erleidet einen Wutanfall, dadurch kommt es zu unbeeinflußbarem Schreien, zum Anhalten der Atmung, Blaufärbung des Gesichts und nachfolgender Bewußtlosigkeit. Dieser bedrohliche Zustand wird nach kurzer Ohnmacht rechtzeitig mit einem tiefen Atemzug beendet.

Eine solche Fehlatmung hat psychische Hintergründe. Sie hängt mit der seelischen Situation des Kindes zusammen. Meist handelt es sich bei den Betroffenen um labile, eigenwillige Kinder, die in einem ungünstigen Milieu leben.

Eine weitere Atemfehlform ist das »Luftschlucken«. Dabei wird ein Teil der Atemluft in den Magen umgeleitet. Von dort aus wird sie mit erheblichem Aufstoßen wieder entleert. Auch hier ist der Hintergrund ein

Seelenkonflikt. Zumeist leiden darunter Menschen, die auf diese Weise gegen Unterdrückungen und Vorwürfe protestieren, die sie zwar hinnehmen, aber nicht »herunterschlucken« können.

Ebenfalls seelisch bedingt ist eine weitere Einschränkung der Atemfunktion: die »Tetanie«. Dabei wird – meist bei Unruhe und Angstzuständen – die Atembewegung forciert. Die Folgen: Es wird vermehrt Kohlensäure ausgeschieden, das Blut wird alkalischer, der Kalziumspiegel sinkt ab. Es kommt zu einem Dauerkrampf in Händen und Füßen, manchmal tritt ein Kehlkopfkrampf auf.

Die Atemfehlform Tetanie ist trotz ihrer Harmlosigkeit besonders wichtig, weil sie uns zeigt, daß sich eine falsche Atmung auf die Säureverhältnisse im Blut, auf den Mineralstoffwechsel und auf den Spannungszustand in der Muskulatur auswirkt.

Eine weitaus schwerwiegendere Störung der Atemfunktion ist das Asthma. Auch hierbei wird die Atmung beschleunigt. Dabei steht die Magengrube still. Die Atmung erfolgt vorwiegend mit der oberen Hälfte des Brustkorbs, wozu die Atemhilfsmuskulatur des Halses erheblich angespannt werden muß. Die Ausatmung ist stark verlängert, da sie gegen einen Widerstand erfolgen muß – gegen eine Verengung der Bronchien und der Luftröhre. Es entstehen die typischen Pfeiftöne.

Das Bedürfnis, möglichst tief einzuatmen, verhindert eine vollständige Ausatmung, so daß es zu einer Einatmung in Ausatmungsstellung kommt. Die Lunge wird dadurch noch mehr aufgebläht. Folge: Anstieg des Venendrucks, Drosselung der Blutzufuhr zum Herzen, Minderung des Herzschlagvolumens, Sauerstoffmangel. Der Asthmatiker erlebt Todesangst.

Auch beim Asthma können seelische Belastungen – aber auch Allergien, Infektionen, chemische Reizstoffe oder körperliche Anstrengungen – die Ursache sein.

Im Rahmen dieses Buches, das ja nicht der Behandlung von Krankheiten, sondern in erster Linie ihrer Vorbeugung, also der Erhaltung der Gesundheit, dienen soll, möchte ich mich mit dieser kurzen Skizzierung der Fehlatmung begnügen. Sie ist für uns insoweit wichtig, als sie zeigt, was falsche Atmung in unserem Körper bewirken kann, aber auch, was richtige Atmung verhindert.

3. Wie wir das Atmen verbessern können

Da der Atem den menschlichen Organismus, seine Seele und seinen Geist völlig durchdringt, ist schon seit alters versucht worden, auf Körper, Seele und Geist durch eine Veränderung der Atemgewohnheiten einzuwirken.

Ärzte des Altertums haben den Atem als »Medikament« zur Behandlung von Krankheiten und Beschwerden eingesetzt. Oder aber einfach zur Vorbeugung, zur Stärkung der Gesundheit.

In China und Indien wurde die Lehre des Atmens vom Lehrer auf den Schüler nur persönlich weitergegeben, um sie vor Mißbrauch und Mißdeutung zu schützen. Heute wird das, was von dieser traditionellen Lehre zu uns in die westliche Welt gedrungen ist, allenthalben in Kursen angeboten. Manchmal ist es allerdings nicht mehr als eine Sammlung von Turnübungen.

Wenn ich mich in folgendem ausführlich mit der indischen Yoga-Atmung und der chinesischen Atemtherapie und Atemgymnastik befasse, dann deshalb, weil ihre Ergebnisse für unsere Gesundheit von großer Bedeutung sein können.

Die hier geschilderten Übungen sollten allerdings nur unter Anleitung wirklich erfahrener Lehrer ausgeführt werden. Denn das Manipulieren der Sauerstoffversorgung kann Energie, aber auch Ekstase, es kann Schlaf, aber auch Tod verursachen. Auch das zeigt uns, was richtiges und falsches Atmen vermögen.

Yoga-Atmung

Ein bekannter Münchener Publizist war im Alter von 18 Jahren ein schwächlicher Jüngling, den die Natur mit einer unansehnlichen Deformation des Brustkorbs geschlagen hatte: einer sogenannten »Hühnerbrust«. Das störte nicht nur seine Eitelkeit, wenn er im Sommer in der Badehose seinen Körper zeigte, es beeinträchtigte auch seine Gesundheit.

Die Lunge konnte sich in der schmächtigen, spitz nach vorn zulaufenden Brust nicht richtig entwickeln. Er litt ständig unter Krankheiten der Atemwege. Von der Grippe bis zur nässenden Lungenentzündung hatte er schon alles durchgemacht. Schon vom kleinsten Luftzug bekam er Schnupfen.

Mit dieser Anfälligkeit und Schwäche einher ging eine

bleierne Müdigkeit. Er schleppte sich dahin wie ein alter Mann.

Eines Tages fiel ihm ein Yoga-Buch in die Hand. Voller Interesse las er von den Entspannungs- und Atemübungen, mit deren Hilfe die indischen Yogi die Seele vom Körper und den Geist von Wünschen und Trieben unabhängig machen. Besonders interessierte er sich für die Atemübungen des Hatha-Yoga, der zur vollkommenen Beherrschung des Körpers führen soll. Er ließ sich von einem indischen Lehrer darin unterrichten und wandte diese Übungen täglich an. Das Ergebnis war verblüffend: Zuerst schwand seine Müdigkeit, er wurde freier und fröhlicher, und von Monat zu Monat erweiterte sich sein Brustumfang. Nach fünfzehn Monaten war seine »Hühnerbrust«, die er schon als Lebensschicksal angesehen hatte, verschwunden. Sein Brustkorb war voll und kräftig, ja athletischer als der manches Gleichaltrigen. Und auch seine Anfälligkeit für Krankheiten ließ nach. Er war ein »anderer Mensch« geworden.

Heute schwört dieser Mann, den ich persönlich gut kenne, wie viele andere, die ihren Atem mit Hilfe des Hatha-Yoga verbessert haben, auf diese Methode.

Ihr wesentliches Merkmal: die tiefen, langen Atemzüge.

Nach der indischen Philosophie bringt jeder Mensch die Anlage für eine bestimmte Zahl von Atemzügen mit auf die Welt. Atmet er schnell und hastig, stirbt er schneller, weil er das für ihn bestimmte Pensum von Atemzügen rasch verbraucht hat. Atmet er aber ruhig und friedlich, erhält er sich seine Gesundheit und ein langes irdisches Leben.

Wir Menschen im Westen »verpulvern« nach Meinung der Yogi mit unserem fieberhaften Lebenstempo und unseren schnellen, hastigen Atemzügen das göttliche Geschenk des Lebens. Unser Luftschnappen reiche gerade aus, um uns für eine viel zu kurze Strekke am Leben zu erhalten.

Längst hat in Indien auch der Hatha-Yoga den Bereich des Mystischen verlassen. In einem Forschungsinstitut in der Stadt Lonawla werden die körperlichen Yoga-Übungen mit modernen wissenschaftlichen Instrumenten kontrolliert und ihre Ergebnisse von Medizinern ausgewertet.

Die Atemübungen basieren auf der vollständigen Yogi-Atmung. Sie besteht aus drei Teilen: der Bauchatmung, der mittleren Atmung und der oberen Atmung. Sie wird im Stehen, Sitzen oder Liegen durchgeführt.

DIE BAUCHATMUNG: Der Übende lenkt sein Bewußtsein in die Nabelgegend. Er atmet aus und zieht dabei die Bauchwand ein. Dann atmet er langsam durch die Nase ein. Dabei wird die Bauchwand nach außen gewölbt. Der untere Lungenflügel füllt sich mit Luft. Anschließend erfolgt abermals die Ausatmung. Durch eine kräftige Bewegung wird mit Einziehen der Bauchwand die Luft durch die Nasenlöcher aus der Lunge gepreßt. Beim Einatmen und Ausatmen bleibt der Brustkorb unbeweglich.

Heilende Wirkung durch Senken des Bluthochdrucks, Anregung der Verdauung, Verbesserung der Darmtätigkeit.

DIE MITTLERE ATMUNG: Der Übende lenkt sein Bewußtsein zu den Rippen. Er atmet aus, dann langsam durch die Nase ein. Dabei dehnt er die Rippen nach beiden Seiten. Beim Ausatmen preßt er die Rippen zusammen und damit die Luft durch die Nase. Bei dieser Atmung wird der mittlere Teil der Lunge mit Luft gefüllt. Bauch und Schultern bleiben unbeweglich.
Heilende Wirkung durch Ankurbeln des Blutkreislaufs für Leber, Galle, Magen, Milz und Nieren.

DIE OBERE ATMUNG: Der Übende lenkt sein Bewußtsein zu den Lungenspitzen. Er atmet aus, dann mit Anhebung des Schlüsselbeins und der Schultern langsam durch die Nase ein. Dabei wird der obere Teil der Lunge mit Luft gefüllt. Anschließend erneutes Ausatmen: Die Schultern werden langsam gesenkt, die Luft durch die Nase aus der Lunge gepreßt.
Heilende Wirkung durch Lüftung der Lungenspitzen. Abhärtung der Lungendrüse.
Der Inder Selvarajan Yesudian, der selbst durch Anwendung des Hatha-Yoga von einem kränklichen Jungen zu einem kraftvollen Athleten wurde, hat zusammen mit seiner Mitarbeiterin Elisabeth Haich die wichtigsten Übungen der Yogi-Atmung zusammengestellt, deren Anwendung wahre Wunder vollbringen soll.
Das Wort »Wunder« macht mich immer skeptisch, und ich habe mich bei meinen bisherigen Arbeiten und Veröffentlichungen auf die »machbaren Wunder« beschränkt. Aber mir ist bekannt, daß durch die Yogi-Atmung immer wieder überraschende Erfolge erzielt werden. Ich erlebe es auch bei Menschen, denen ich

diese Atmung in bestimmten Fällen empfehle. Bei einem ging plötzlich ein massiver Zahnfleischschwund zurück, bei einem anderen besserte sich eine beginnende Weitsichtigkeit.

Diese Atmung wirkt auch belebend auf unseren Stoffwechsel und das Sekretionsdrüsensystem. Für ältere Menschen zwar nicht der ersehnte »Jungbrunnen«, aber eine gute Möglichkeit, bestimmten Alterserscheinungen wirksam zu begegnen. Für jüngere und gesunde Menschen eine Hilfe, die eigene Gesundheit zu stählen.

Hier eine kurze Zusammenfassung der sieben Hauptübungen nach Yesudian:

1. »VOLLSTÄNDIGE YOGI-ATMUNG«: Der Übende atmet langsam durch die Nase ein, indem er bis 8 zählt. Er verbindet Bauch-, mittlere und obere Atmung mit einer Wellenbewegung. Das Ausatmen beginnt wie das Einatmen, also zuerst Einziehen der Bauchwand, dann Zusammenziehen der Rippen und schließlich Senken der Schultern, während die Luft durch die Nase ausströmt. Zwischen Ein- und Ausatmen können beliebig lange Pausen gemacht werden. Diese Übung soll zum Erlebnis einer großen Ruhe führen, die Sauerstoffzufuhr steigern, das ganze Nervensystem beruhigen und das Herz entlasten.

2. »KUMBHAKA«: Diese Übung ist eine vollständige Yogi-Atmung, erweitert durch das Anhalten des Atems. Die Atempause sollte 8 bis 32 Sekunden dauern. Mit 8 Sekunden beginnen und mit jedem weiteren Tag um eine Sekunde erhöhen, bis 32 Sekunden

ohne Anstrengung erreicht sind. Doch vorsichtig: Wer bei der Steigerung eine Überanstrengung des Herzens spürt, sollte bei der Sekundenzahl stehenbleiben, die er ohne Überanspannung erreichen kann. Dies gilt als die wichtigste Übung zur Disziplinierung des Nervensystems und zur Schulung der Willenskraft.

3. »UDDSCHAI«: Das Bewußtsein zu den Schilddrüsen lenken. Einatmung wie bei der vollen Yogi-Atmung durch die Nase, bis 8 zählen. Atempause bis zu 8 Herzschlägen. Ausatmung wie bei der vollen Yogi-Atmung, jedoch bis 16 zählen, durch den Mund. Als Luftbremse den »S«-Laut zischen, bis die Luft aus der Lunge gepreßt ist. Dann sofort wieder einatmen. Soll die Schilddrüse und das klare Denken anregen. Nicht zu empfehlen für Menschen mit Schilddrüsenüberfunktion.

4. »KAPALABHATI«: Im Gegensatz zur Yogi-Atmung wird beim Ausatmen die Luft nicht durch langsames Zusammenziehen der Bauchmuskeln, sondern durch plötzliches Anspannen blasebalgartig aus den Nasenlöchern gestoßen. Danach läßt der Übende ohne jede Atempause den Bauchmuskel erschlaffen, wodurch der untere und mittlere Teil der Lunge sich fast von selbst mit Luft füllt. Sorgt für Abhärtung der oberen Atemwege und Steigerung der Konzentrationsfähigkeit.

5. »REINIGENDE ATMUNG«: Einatmen wie bei der vollen Yogi-Atmung. Dann Ausatmen wie folgt: Lippen an die Zähne pressen, nur ein schmaler Spalt bleibt of-

fen. Luft in vielen kurzen Sätzen ausstoßen. Mit starker Arbeit der Bauch-, Zwerchfell- und Rippenmuskeln. Den Yoga-Lehrern zufolge sollen durch diese Übung Toxine aus dem Blut ausgestoßen, chronische Erkrankungen aufgehoben und die Immunität gesteigert werden. Gut auch gegen Kopfschmerzen, Schnupfen, Influenza und gegen Vergiftungen.

6. »NERVENSTÄRKENDE ATMUNG«: Während des Einatmens beide Arme hochheben, mit der Handfläche nach oben, bis Schulterhöhe. Hände zu Fäusten machen, sie mit angehaltenem Atem zurück zur Achsel reißen. Arme wieder ausstrecken, abermals zurückreißen. Diese Bewegung noch einmal wiederholen. Beim Ausatmen Arme lockern und sinken lassen. Beim Ausstrecken der Arme soll der Übende sich einbilden, er hätte eine starke Gegenkraft zu überwinden. Die Widerstandskraft des Nervensystems soll damit gesteigert werden. Ein gutes Mittel gegen nervöses Zittern der Hände und Kopfzucken.

7. »HA-ATMUNG«: Diese Übung wird mit gespreizten Beinen ausgeführt. Einatmen wie bei der vollen Yogi-Atmung. Dabei die Arme langsam senkrecht über den Kopf heben. Einige Sekunden Atempause, dann plötzliche Bewegung nach vorn, auch die Arme nach vorn herabhängen lassen. Gleichzeitiges kräftiges Ausatmen durch den Mund auf den Ton »Ha«. Langsam einatmend wieder aufrichten, die Arme wieder über den Kopf heben. Langsam durch die Nase ausatmen, Arme senken. Soll den Blutkreislauf auffrischen und das Frösteln bekämpfen.

Chinesische Atemtherapie und Atemgymnastik
Die Chinesen haben schon in der Frühzeit den Atem als wichtigste Lebensenergie erkannt. Für die Begriffe »Energie«, »Luft« und »Atem« benutzten sie das gleiche Wort: »Ch'i«.

Schon seit über zweieinhalb Jahrtausenden ist die Atemtherapie in China ein fester Bestandteil, ja sie ist sogar die Grundlage der anderen Heilmethoden, wie etwa der Akupunktur und der Kräuterheilkunde.

Ebenso wie in Indien wurde auch in China die Weitergabe ihrer Technik und ihrer Erkenntnisse – ähnlich wie die Überlieferung anderer Geheimnisse der Heilkunst – an bestimmte Voraussetzungen geknüpft. Sie durften an keinen Junggesellen weitergegeben werden, der Vater durfte sie nicht dem Sohn, die Ehefrau nicht an die Schwiegersöhne übermitteln.

Kein Wunder, daß sich bei dieser Geheimniskrämerei auch die Legende der wundersamen, ins Mystische gesteigerten Kraft des Atems bemächtigte.

Im 6. Jahrhundert, so wird berichtet, soll es am Hof des Fürsten Liu An in Huangyan Magier gegeben haben, die allein durch konzentriertes Atmen das Wetter und die Jahreszeit ändern konnten. Sie waren auch in der Lage, durch Niesen oder Husten Regen oder Nebel zu erzeugen. Eines Tages husteten sie mit großem Atemaufwand eine Wolke heran, bestiegen sie und verschwanden auf Nimmerwiedersehn.

Vielleicht haben sie das Reich der Unsterblichkeit erreicht, nachdem wir ja heute noch wie einst die chinesischen Philosophen suchen. Sie meinten, wenn Atem die Lebensenergie ist, könne die wahre Atempflege uns die Unsterblichkeit bringen. Ein bestechender

Gedanke, mit dem zu befassen sich lohnt, auch wenn die Unsterblichkeit so nicht zu erreichen ist – sicher aber ein längeres Leben.

Im China von heute hat man viele der medizinischen Erfahrungen, die über Generationen streng gehütet und nur mündlich weitergegeben werden, der Öffentlichkeit zugänglich gemacht. Dazu gehören auch die Geheimnisse der Atemtherapie.

Sie werden in zunehmendem Maß wissenschaftlich erforscht und in den chinesischen Kliniken angewendet, nachdem man Mystik und Aberglaube von den praktisch brauchbaren Erfahrungen getrennt hat.

Als erster Forscher im Westen hat der ungarische Sinologe und Medizinwissenschaftler Professor Dr. Stephan Pálos die Bedeutung der chinesischen Atemtherapie untersucht und ihre auch für uns westlich orientierten Menschen bedeutungsvollen Erkenntnisse zusammengefaßt. Diese Therapie wird in China hauptsächlich in Sanatorien und Atemzentren durchgeführt.

Die einzelnen Übungen ähneln dem autogenen Training. Sie werden in entspannter, sitzender Haltung ausgeführt. Dabei muß der Übende an bestimmte Worte oder an einen Gegenstand denken, den ihm der Arzt genannt hat.

Drei verschiedene Übungsteile gehören zur chinesischen Atemtherapie: die inneren erhaltenden Übungen, die inneren Stärkungsübungen und die äußeren Kräftigungsübungen. Letztere gehören zur Atemgymnastik, die heute in der Volksrepublik China täglich von Millionen Menschen zur Kräftigung ihrer Gesundheit durchgeführt wird.

Wenn ich nun die zehn wichtigsten Übungen nach Pálos aufzähle, gebe ich zu bedenken, daß sie unter Leitung eines Lehrers ausgeführt werden müssen, der jeweils die dabei ausgeführte Atmung kontrolliert. Nur so können sie die richtige Wirkung erzielen.

1. »DER HIMMLISCHE TROMMELSCHLAG«: Der Übende faßt sich an die Ohren und massiert mit kreisenden Bewegungen die Innenflächen der Ohrmuscheln. Dann hält er mit beiden Handflächen die Ohren in der Weise zu, daß die Finger auf dem Nacken zu liegen kommen. Daraufhin drückt er mit dem Zeigefinger der linken Hand auf den Mittelfinger der rechten Hand und läßt den Zeigefinger abrutschen. Dabei entsteht ein Ton wie ein leiser Trommelschlag. Auf diese Weise können nach den chinesischen Ärzten Kopfschmerzen, Schwindelgefühl und Ohrensausen beseitigt werden. Auch ein Nachlassen der Hörfähigkeit sei so zu stoppen.

2. »DAS ZÄHNEKLAPPERN«: Der Übende läßt Ober- und Unterkiefer zwei bis drei dutzendmal zusammenschlagen, als ob er kauen würde. Soll die Zähne festigen und den Gaumen kräftigen. Vorbeugung gegen Karies.

3. »DAS NASEREIBEN«: Der Übende reibt die äußeren Daumenseiten gegeneinander, bis sie warm sind. Mit den warmen Daumen reibt er die beiden Nasenflügel, und zwar 18mal. Nach den alten chinesischen Schriften hilft das gegen Erkältungen der Nasenhöhle.

4. »Die Halsübung«: Der Übende legt die Hände zusammengeschränkt um den Nacken. Während er nach oben blickt, drückt er mit den Händen etwa zehnmal den Nacken. Beseitigt Augenflimmern und Verspannung der Halsmuskulatur. Besonders für Sekretärinnen zu empfehlen.

5. »Umrühren des Meeres«: Die Zunge wird im Mund am äußeren Zahnfleisch entlang kreisend nach rechts oben und links unten bewegt. Anschließend reibt die Zunge den Gaumen. Der Speichel fließt reichlich, behebt den bitteren Geschmack im Mund und regt die Verdauung an.

6. »Wie ein Goldfasan auf einem Bein steht«: Der Übende hebt ein Bein in Kniehöhe hoch. Dann streckt er die Arme in Schulterhöhe nach vorn aus. Eine Weile bleibt er so stehen, bis er die Übung mit dem anderen Bein fortsetzt, und zwar fünfmal hintereinander. Das hilft gegen Gleichgewichtsstörungen.

7. »Massage der Kreuzbeingegend«: Der Übende reibt die Handflächen warm und massiert damit die Kreuzbeingegend beidseitig in senkrechter Richtung. Die Handflächen werden dabei gestreckt. Diese Übung dient zur Befreiung von Kreuzschmerzen, bei Frauen besonders während der Regel.

8. »Doppelte Winde«: Beide Hände zur Faust schließen und auf den Brustkorb legen. Dann Schultern und Arme vorwärts und rückwärts kreisend bewegen. Dadurch wird die Tätigkeit der Atemorgane beflügelt.

9. »ARMSTRECKEN«: Der Übende schließt die Hände zur Faust. Er streckt die Arme seitwärts aus und bewegt sie dann auf den Körper zu, als würde er etwas zu sich heranziehen. Mit dieser Übung wird die Wirbelsäule ausgerichtet.

10. »DIE WEBERHALTUNG«: Der Übende setzt sich auf den Boden und streckt die Beine aus. Dabei hält er die Hände vor die Brust. Er beugt sich nach vorn, während er gleichzeitig die Hände nach vorn streckt und kräftig ausatmet. Dann bewegt er sich zurück, bis seine Hände wieder vor der Brust liegen. Dabei atmet er langsam ein. Die Übung wird drei dutzendmal durchgeführt. Sie frischt den Blutkreislauf auf.

Diese Übungen sollten ohne Anstrengung langsam und ruhig ausgeführt werden. Am besten in frischer Luft. Man muß dabei nicht den indischen Lotussitz einnehmen, es genügt das einfache Sitzen mit gekreuzten Beinen (Schneidersitz). Die Augen sind dabei geschlossen.

Man erkennt an der Beschreibung der einzelnen Übungen, daß sie sehr viel einfacher auszuführen sind als die indischen Yoga-Übungen. Sie sind auch weniger gefährlich. Es wird in der Literatur davon berichtet, daß bei Laien, die ohne Anleitung eines Lehrers übten, beim Yoga-Kopfstand Lähmungserscheinungen auftraten.

Mich verblüfft bei den chinesischen Übungen, daß verhältnismäßig kleine Bewegungen so große Wirkungen erzielen können. Doch das ist erklärbar. Der »Himmlische Trommelschlag« zum Beispiel wirkt anregend auf die Gehirnrinde. Der kleine örtliche Reiz breitet sich von dort auf die Atmung und über die Atmung auf den gesamten Organismus aus.

Wichtig bei diesen Übungen ist die Stetigkeit ihrer Anwendungen. Sie sollten nach der gründlichen Einübung zum Tagesprogramm jedes Menschen gehören, der sie als Instrument für die Verbesserung seines Wohlbefindens einsetzen möchte.

Der gesundheitliche Wert der chinesischen Atemtherapie und Atemgymnastik ist an einigen chinesischen Kliniken medizinisch untersucht worden. Ergebnis: Eine Heilung oder Besserung kann durch diese Methoden besonders bei Leiden erreicht werden, die durch eine Fehlsteuerung des vegetativen Nervensystems entstehen.

Dazu gehören Asthma, Bronchitis, Erkrankungen des Verdauungsapparates, Depressionen, Erschöpfung, Schlaflosigkeit. Außerdem: Nieren-, Leber- und Milzerkrankungen, Rippenfell- und Lungenentzündung, rheumatische Gelenkschmerzen und Herzkrankheiten. Bereits chronisch gewordene Erkrankungen sind nach der Statistik der chinesischen Ärzte durch diese Methoden besonders gut zu beeinflussen, besser als durch die meisten westlichen Medikamente.

Ich freue mich, beobachten zu können, daß auch hierzulande nach den Vorbildern der indischen und chinesischen Atemtherapie und Atemgymnastik Methoden entwickelt werden, die zunehmend zum Heilprogramm von Sanatorien und Kurorten gehören.

Wir sollten diese Möglichkeit nutzen, wieder atmen zu lernen.

4. Drei »Atemlehrer«, die jedem zur Verfügung stehen: Schreien, Lachen und Weinen

Es gibt aber auch andere Möglichkeiten, über das richtige Atmen unser Wohlbefinden zu steigern. Ich denke da an die ganz natürliche psychosomatische Entspannungsmassage, die uns das Schreien, das Lachen und das Weinen vermitteln – drei »Atemlehrer«, die uns nichts kosten.

Das Schreien kann Affekte in uns lösen, uns von Angst befreien und damit von Störungen, die in engerem Zusammenhang mit Angst stehen. Das gilt im besonderen auch für die Neurose, die Gefühlskrankheit, die durch unterdrückte Bedürfnisse entsteht.

Die Hemmung des Fühlens geht einher mit einer Hemmung des Atmens. Die Atembremsung ist von Therapeuten als physiologischer Mechanismus der Affektstauung und damit als Grundmechanismus der Neurose erkannt worden.

Der Psychiater Arthur Janov hat diese Erkenntnis zur Grundlage einer Therapie gemacht, mit der er eine Reihe dramatisch anmutender Erfolge erzielte. Ziel dieser Therapie ist es, bei seinen Patienten den »Urschrei« auszulösen, jenen Schrei, den man als Kind nicht auszustoßen wagte, um die Liebe der Eltern nicht zu verlieren. Mit diesem Schrei kommt es zur Aufhebung der Atembremsung – eine Folge von Bauchspannungen, wie sie auch durch Schreck entstehen – und damit zur Normalisierung des Gefühlslebens.

Der kürzlich ermordete Ex-Beatle John Lennon gehörte zu Janovs Patienten. Als sich seine Neurose, an der er seit seiner Kindheit litt, in einer Reihe von Schreien entladen hatte, rief er: »That is it! Ich habe es geschafft. Ich atme und fühle wieder richtig!« Sein nächstes Platten-Album nannte er »Urschrei-Album«.

Ich kenne einen viel geeigneteren Ort als das Behandlungszimmer eines Psychiaters, wo wir uns Sorgen und Konflikte von der Seele schreien können: den Fußballplatz.

Millionen gehen zu jedem Spiel, feuern ihre Mannschaft an, pfeifen den Schiedsrichter aus, bejubeln jedes Tor ihrer Lieblingskicker. Und ahnen nicht, was sie damit unbewußt für ihre Gesundheit tun. Sie atmen unwillkürlich wieder richtig. Ihre Torschreie helfen besser gegen Kopfschmerzen, Kreislaufstörungen, Magenkrämpfe und Atembeschwerden als viele pharmazeutische Mittel.

Wenn Sie mit solchen Beschwerden zu tun haben – gehen Sie doch mal wieder zum HSV, zu Bayern München, zu Schalke 04 oder einem kleineren Verein in Ihrer Nähe. Und genieren Sie sich nicht: Schreien Sie!

Eine ähnlich befreiende Wirkung wie das Schreien hat das Lachen und das Weinen. Vorgänge, an denen Geist, Seele und Körper gleichermaßen beteiligt sind. Leider wird das lockernde, lösende und befreiende Lachen und Weinen bei uns immer seltener. Wir schämen uns der Tränen. Wir lachen kaum noch. Unsere Affekte können sich deshalb nicht mehr lösen, sie stauen, verhärten sich. Wir selbst verhärten dadurch, reagieren mit Unmut und Krankheiten.

Was dagegen zu tun ist:

Niemand sollte sich seiner Tränen schämen! Wer weint,

zeigt damit ja nur, daß er noch fühlen, noch mitempfinden kann. Ich weiß zum Beispiel von Willy Millowitsch, daß er herzhaft weint, wenn er im Fernsehen Berichte vom Tod und Leid in unserer Welt ansieht. Der große Spaßmacher macht sich auf diese Weise »Luft«.

Wir sollten lachen, so oft wir nur können! Es stimmt nicht, daß es nichts mehr zu lachen gibt. Ein Schwank im Fernsehen zum Beispiel kann ohne großen Aufwand unser Zwerchfell und unseren Atemapparat in Schwung bringen.

Lachen als Medizin verschrieb ein englischer Arzt einem Patienten, der an hartnäckigen Magengeschwüren litt. Als alle Mittel nicht halfen, schickte er den Mann ins Kino an der Ecke. Dort wurde ein Film mit Amerikas Starkomiker Jack Lemmon gespielt. Der Patient lachte Tränen. Und nach mehreren Vorstellungen war er innerlich so gelöst, daß endlich auch die Medikamente anschlugen.

Über ein weiteres Beispiel vom therapeutischen Wert des Lachens berichtete der englische Journalist Norman Cousin im »New England Journal of Medicine«. Er selbst war von einer schweren Krankheit befallen worden, der Kollagenose, einer tückischen Erkrankung des Bindegewebes. Geheilt wurde er erst, als er alle schweren Medikamente absetzte und sich die Filmkassetten der englischen TV-Reihe von Allen Funt »Candid Camera« (»Versteckte Kamera«) kommen ließ. Er sah sie sich an – und er lachte sich (mit Unterstützung großer Mengen Vitamin C) tatsächlich »gesund«.

5. Was das »Was« des Atmens bewirken kann

Nicht nur das »Wie« des Atmens ist entscheidend für unsere Gesundheit, sondern auch das »Was« – die Qualität des Betriebsstoffs Luft, den wir über unseren Atemapparat aufnehmen.

Für unseren Wagen benutzen wir in der Regel Benzin mit einer vorgeschriebenen Oktanzahl. Wer Super braucht, begnügt sich nicht mit Normalbenzin, das den Motor stottern läßt und seine Lebensdauer herabsetzt. Unser Auto ist uns ja wichtig.

Unsere Gesundheit – so scheint es – ist das nicht.

Denn statt unsere Lungen mit »Super« zu füllen, begnügen wir uns mit einem Betriebsstoff von weitaus schlechterer Qualität als das Normalbenzin.

Das scheinbar gehalt- und gewichtslose »Nichts«, das wir mit jedem Atemzug aufnehmen, ist in Wirklichkeit ein hochwirksames Gasgemisch, angefüllt mit vielen Schwebestoffen, mit denen unser Körper sich auseinandersetzen muß.

Diese feinstverteilten Schwebestoffe bestimmen in hohem Maß unsere Atemluft. Man nennt sie auch »Aerosole«.

Der Asbeststaub, der vom Abrieb unserer Autoreifen stammt, gehört zu den Aerosolen. Ferner: Autoabgase, Viren, Bakterien und viele andere ungesunde Stoffe, die von unserer hochindustrialisierten Umwelt produziert werden.

In einer Großstadt befinden sich in einem Liter Luft bis zu 100000 solcher schädlichen Schmutzteilchen. Da wir täglich 10000 bis 12000 Liter Luft einatmen, können wir uns vorstellen, welche gigantische Abwehrschlacht unser Körper Tag für Tag zu leisten hat, um mit den Millionen und Abermillionen Schmutzpartikeln fertig zu werden.

Ich habe schon erläutert, was sie in unserm Organismus anrichten können, wenn sie das natürliche Reinigungssystem der Atemwege überwinden und über die Bronchien sogar in den Blutkreislauf vordringen.

Ebenso wie ungesunde Aerosole Krankheiten auslösen, können gesunde Aerosole – auf dem gleichen Weg in den Körper gebracht – Krankheiten heilen oder bessern. Nach diesem Prinzip arbeiten die Inhalatoren und Düsenvernebler, mit denen Patienten medizinische Aerosole eingesprüht werden. Meist mit gutem Erfolg.

Wir sollten mit der Zufuhr von gesunden Aerosolen aber nicht warten, bis wir krank sind.

Besonders Menschen, die in geschlossenen Räumen arbeiten müssen oder im Beruf stark durch schädliche Schwebestoffe gefährdet sind – wie Bergarbeiter, Maler, Maurer, Arbeiter in Asbestfabriken und der Kunststoffindustrie –, sollten so oft wie möglich in einer gesünderen Umgebung einen Ausgleich suchen. Wie wenig dieser einfache Rat bisher beachtet wird, zeigt die betrübliche Tatsache, daß die Erkrankungen der Atmungsorgane in der Bundesrepublik als Ursache für vorzeitige Berufs- und Erwerbsunfähigkeit an zweiter Stelle – nach den rheumatischen Erkrankungen – stehen. Besorgniserregend auch: Rund 12 Prozent aller Krankenhauseinweisungen betreffen zur Zeit Erkrankungen der Atemwege.

Noch vor wenigen Jahren war man der Meinung, daß die Bronchitis vor allem durch Viren und Bakterien hervorgerufen wird. Heute weiß man, daß diese Volkskrankheit, an der Millionen leiden und bei uns jährlich rund 15 000 Menschen sterben, mit eine Folge der zunehmenden Umweltverschmutzung ist.

Als Vorbeugung empfiehlt der Basler Lungenfacharzt Professor Heinrich: »In eine Gegend mit vernünftigem Klima ziehen – in eine Gegend also, wo die Luft noch sauber ist.«

Hier ist nicht der Rat, hier ist die Ausführung teuer und leider unmöglich. Unsere Städte würden bald leer sein, wenn wir alle in saubere Gegenden ziehen wollten, und manche Berufe würden aussterben, wenn alle von Schadstoffen Gefährdete plötzlich ihren Job wechselten.

Leider können wir nun einmal nicht alle Leuchtturmwärter auf Sylt werden oder Holzfäller im Bayerischen Wald – in Gegenden, wo die Luft noch rein ist, wo sie die Qualität von Superbenzin besitzt. Aber wir haben andere Möglichkeiten.

6. Was wir gegen schlechte Luft tun können

Wir können beim täglichen Spaziergang um den Wohnblock frische Luft tanken – bessere jedenfalls als in den meist nur schlecht gelüfteten Büros oder den zentralbeheizten Wohnungen.

Wir können beim Wochenendausflug in den Grüngürteln unserer Städte frische Luft tanken. Die Waldluft ist besonders reich an Sauerstoff.

Wir können unseren Urlaub zur Luftkur machen, bei der sich unser Körper mit sauberer Luft vollpumpt. Nicht der Strand in südlichen Gefilden, der unter oft mörderischer Sonne liegt, ist das Ideal für den Erholungsuchenden, sondern der Strand, an dem wir unsere Lunge »baden« können – ich meine damit die Nordsee und die Ostsee.

Probieren Sie einmal aus, wie euphorisch die Luft beim Wattwandern an der Nordsee macht. Sie wirkt wie Sekt, weil sie im Körper Hormonausschüttungen veranlaßt. Das Salz in der Luft dringt tief in die Lungenverästelungen, bei Bronchialkranken wirkt es reinigend und entzündungshemmend. Gesunde können an der frischen Seeluft ihre durch das Stadt- und Zentralheizungsklima anfällig gewordenen Atemwege stärken und abhärten. Dabei spielt der Wind eine große Rolle. Nicht ohne Grund sagte der Altmeister der deutschen Meeresheilkunde, Professor C. Häberlein, einmal: »Der Wind ist unsere Sonne.«

Wir können aber auch noch etwas anderes tun: wirkungsvoller als bisher gegen einen der größten Schadstoffverbreiter angehen – das Rauchen.

Alle haben wir es mit diesem gefährlichsten Feind des Atmens zu tun – ob wir nun Freunde oder Gegner des Rauchens sind. Wenn einer im geschlossenen Zimmer raucht, rauchen wir alle mit – mit allen schädlichen Folgen.

Lange stritten sich Wissenschaftler um die Frage, ob das Passivrauchen schädlich ist oder nicht. Die Frage ist inzwischen geklärt: Es schadet.

Neuere Untersuchungen an der Universität von Kalifornien haben das bewiesen. Dort wurden 2100 Personen überprüft, die an ihrem Arbeitsplatz jahrelang den Qualm rauchender Kollegen einatmen mußten. Ergebnis: Sie wiesen körperlich ähnliche Veränderungen auf wie »Leichtraucher« (bis zu 10 Zigaretten täglich). Ihre Lungenkapazität zum Beispiel hatte im gleichen Verhältnis abgenommen wie die von Leichtrauchern.

Oder ein anderer Beweis, den der japanische Forscher Dr. Takesi Hirayama lieferte. Am Nationalen Krebsinstitut von Tokio untersuchte er 91 500 Frauen, die mit rauchenden Männern zusammenleben. Ergebnis: Je größer der Zigarettenverbrauch der Partner, je häufiger erkrankten die Frauen an Lungenkrebs. Bei Frauen, deren Männer mehr als eine Packung Zigaretten am Tag rauchen, ist das Risiko, Lungenkrebs zu bekommen, doppelt so hoch wie bei den Frauen von Nichtrauchern.

Wer mit einem Raucher zusammenlebt, teilt also weitgehend dessen gesundheitliches Schicksal. Das einzige, was er tun kann: seinem Partner dabei helfen, mit dem blauen Dunst möglichst bald Schluß zu machen.

Gegen den Qualm von Kollegen am Arbeitsplatz können wir uns wehren. Ein Ingenieur der VFW-Fokker-Flugzeugwerke in Bremen setzte zum Beispiel vor dem Arbeitsgericht durch, daß sein Chef und seine Kollegen in seiner Gegenwart nicht rauchen dürfen. In ähnlichen Prozessen haben die Anwälte von Nichtrauchern vorgetragen, daß beispielsweise in einem Raum von 45 Kubikmeter Inhalt beim Rauchen von zwei Päckchen Zigaretten der Kohlenmonoxidgehalt im Blut eines anwesenden Nichtrauchers auf bis zu vier Prozent Kohlenmonoxid-Hämoglobin ansteigt.

Kurzfristige Folgen: Kopfschmerzen, Augenbrennen, Übelkeit. Besonders gefährdet sind Herzkranke in rauchgefüllten Räumen.

Kein Gericht kann uns allerdings schützen, wenn wir selber Raucher sind – wenn wir immer wieder der seltsamen Faszination erliegen, die von einem kleinen Blättchen Papier mit ein paar Tabakkrümeln darin ausgeht.

Millionen Menschen wissen, daß sie mit jedem Zug aus der Zigarette ihre Gesundheit und ihr Leben riskieren – und rauchen trotzdem.

Mancher tut es selbst dann noch, wenn sich bei ihm die schrecklichen Folgen etwa als »Raucherbein« zeigen. Nikotin und Kohlenmonoxid lassen bei diesem Prozeß die Aderwände aufquellen, Kalk und Fett setzen sich in dem lockeren Gewebe fest. Die Adern verhärten und verengen den Blutzufluß. Das Bein stirbt ab.

Die Moderatorin der TV-Medizinsendung »Sprechstunde«, Dr. med. Antje Schaeffer-Kühnemann, stellte vor einiger Zeit auf dem Bildschirm einen Patienten vor, der selbst nach der Amputation eines »Raucherbeins« das Rauchen noch nicht aufgegeben hatte. Er sagte: »Mein Hausarzt raucht ja auch!«

Rauchende Ärzte sind natürlich ein schlechtes Vorbild. Aber auch bei ihnen ist die Sucht nach einer Zigarette stärker als der Selbsterhaltungstrieb. In England zum Beispiel weist die Berufsgruppe der praktischen Ärzte überdurchschnittlich viele Mitglieder mit erhöhtem Zigarettenverbrauch auf, die auch überdurchschnittlich häufig an den »nikotinabhängigen Leiden« sterben.

Ein Arzt, der seinem Patienten dringend rät, mit dem Rauchen Schluß zu machen, und selbst nikotingefärbte Finger hat, ist schon ein merkwürdiger Anblick. Welche Autorität als Mediziner hat er noch?

7. Wie wir gegen den »blauen Dunst« angehen können

Wenn schon so viele Ärzte versagen – wie kann man die Labilen mit der ewigen Zigarette zwischen den Fingern von ihrem verhängnisvollen Weg abbringen? Durch Verbote? Sicher nicht. Das Verbot der Tabakwerbung im Fernsehen hat keine nennenswerte Veränderung im Raucherverhalten gebracht.
Durch Drohungen? Auch nicht. Seit dem 1. November 1980 steht auf jeder Zigarettenpackung: »Rauchen gefährdet Ihre Gesundheit.« Der Zigarettenkonsum hat deshalb kaum Einbußen erlitten.
Auch die von den Gesundheitsbehörden immer wieder publizierte Tatsache, daß im Bundesgebiet jährlich über 130000 Menschen vorzeitig sterben, weil sie geraucht haben, kann keinen Raucher von seiner Sucht befreien.
Er tröstet sich, daß sein Großvater, der ja auch geraucht hat, alt geworden ist. Oder daß er Silvester »bestimmt« aufhört.
Besser als Verbote und Drohungen ist für den Süchtigen Hilfe.
Vorausgesetzt natürlich, daß er Hilfe auch annimmt.

49

Er tut es in der Regel nur dann, wenn sich erste Anzeichen einer Krankheit bei ihm zeigen oder wenn er von sich aus erkannt hat, daß der Genuß einer Zigarette in keinem Verhältnis zu den Risiken für seine Gesundheit steht. Fehlt diese Einsicht, ist jede Hilfe sinnlos.

Wer aber den ernsten Willen besitzt, von seiner Rauchsucht befreit zu werden, dem stehen eine Reihe wirkungsvoller Hilfen zur Verfügung. Drei von ihnen möchte ich hier schildern: die Akupunktur, die Bicheron-Methode, die Therapiegruppen und dazu mein 10-Stufen-Programm.

1. *Hilfe durch Akupunktur*

Sie haben sie möglicherweise schon einmal gesehen: Männer und Frauen, die mit sogenannten »Dauernadeln« im Ohr herumlaufen. Fragt man sie nach dem Zweck dieser Nadeln, so antworten sie geheimnisvoll: »Sie sollen uns das Rauchen abgewöhnen.«

Diese Antwort ist nur zum Teil richtig. Ein Nadelstich ins Ohr kann niemanden automatisch zum Nichtraucher machen. Wer das einem Raucher verspricht, handelt fahrlässig. Die Ohrakupunktur – um sie handelt es sich beim Ohrstechen – kann jedoch eine wertvolle Hilfe beim Ablösungsprozeß von der Rauchsucht sein.

Man geht heute von der Annahme aus, daß besondere Leitungsbahnen zwischen Ohr und Großhirnrinde bestehen. In einer Gehirndrüse vermutet man den Suchtauslöser, der einem Raucher immer wieder signalisiert: »Die nächste Zigarette bitte!« Gelingt es, diesen Auslöser zu neutralisieren oder ganz auszuschalten, ist alles gewonnen.

Da nicht direkt an ihn heranzukommen ist, versucht man es über die Suchtpunkte im Ohr und von dort aus über die Leitungsbahnen zur Großhirnrinde. Das gelingt nicht in jedem Fall. Die Aussichten sind um so größer, je stärker der Suchtauslöser arbeitet – je ausgeprägter also die Rauchsucht ist.

Gelegentliche Raucher, die von der Zigarette, der Pfeife oder Zigarre loskommen wollen, sollten in die unterstützende Wirkung der Ohrakupunktur nicht allzu große Hoffnungen setzen. Wer aber exzessiv raucht, der sollte sich von einem erfahrenen Ohrakupunkteur die Suchtnadeln setzen lassen.

Sie können ihm auch helfen, mit Entzugserscheinungen, die sehr lästig sein können, besser fertig zu werden. Und ihn vor einem Rückfall schützen.

Die Dauernadel im Ohr hat auch noch einen anderen Effekt: Sie erinnert ständig daran, daß man sich in einer Kampfsituation befindet – im Kampf gegen die nächste Zigarette.

2. Hilfe durch die Bicheron-Methode

Vor fünf Jahren behandelte der Pariser Arzt Dr. Michel Bicheron Arthritispatienten mit einer Mixtur aus Vitaminen, Mineralstoffen und Novocain. Die Raucher unter den Kranken zeigten eine überraschende Reaktion: Sie hatten plötzlich keinen Appetit mehr auf Zigaretten.

Dr. Bicheron verfeinerte die Methode. Er gab winzige Tropfen der Flüssigkeit mit speziellen Akupunkturnadeln an bestimmten Akupunkturpunkten in die Haut. Sie gelangten so nicht in den Blutstrom, sie blockierten aber gezielt das Suchtzentrum im Gehirn.

51

Das Ergebnis war verblüffend: Etwa 80 Prozent der 400 Patienten des Arztes hörten spätestens nach einem Monat für immer mit dem Rauchen auf. Ähnliche Erfolge werden aus Amerika gemeldet, wo der Arzt Dr. Neil Salomon in Baltimore nach den Erkenntnissen Bicherons vorgeht. Erfolgsquote: 90 Prozent.

3. *Hilfe durch Therapiegruppen*

Von Mark Twain, dem schlauen Spötter, stammt der Satz: »Es ist überhaupt nicht schwer, mit dem Rauchen aufzuhören, ich habe es schon hundertmal getan!«

Diese Aussage schließt das Geständnis ein, schon 99mal rückfällig geworden zu sein. Aber auch den guten Willen, es immer wieder mit dem »Aufhören« zu versuchen. Die meisten, denen es so ergeht, scheitern an einer Hürde: Sie schaffen es nicht alleine.

Ihnen kann ein Anschluß an eine therapeutische Gruppe helfen. Etwa 300 Volkshochschulen führen seit 1978 Gruppenkurse zur Selbstentwöhnung vom Rauchen durch, die auf einer Methode von Professor Ringelmann vom Max-Planck-Institut München basieren. Aber auch Universitätskliniken, Gesundheitsämter und andere Stellen bieten ausgezeichnete Intensivkurse und Seminare an, die den Rauchern den Schritt von der Zigarette fort erleichtern.

Hier erfährt der Raucher, daß er mit seinen Problemen nicht alleine steht. Hier lernt er in Diskussionen und Analysen seine eigenen Rauchmotive kennen. Hier kann er mit anderen seine Erfahrungen bei der Entwöhnung austauschen. Hier erhält er Zuspruch von »Leidensgenossen«.

8. Mein 10-Stufen-Programm
gegen das Rauchen

Eine Hamburger Studiengruppe hat Raucher befragt, wie sie sich selbst sehen. Ihr eigenes Urteil über sich selbst: Sie halten sich für schwach, aggressiv, zerfahren, müde, krank.

Es hat also keinen Sinn, für solche Menschen Programme zu entwerfen, bei denen sie zu streng mit sich selbst sein müssen. Statt das Rauchen aufzugeben, geben sie dann zum Schluß nur das Aufgeben auf.

Ich halte Geduld und Nachsicht für wirkungsvoller.

Der *erste Schritt,* den ich empfehle: Wer mit dem Rauchen aufhören will, sollte sich einem kleinen Selbstverhör unterziehen. Er sollte sich fragen, wie ernst es ihm mit seinem Entschluß ist und welche Gründe ihn dazu bewegen. Also etwa: »Ich will beim Laufen nicht so schnell außer Atem kommen!« Oder: »Ich will beim Bergwandern besser mithalten können.« Oder: »Ich will keinen Lungenkrebs bekommen . . .«

In diesem Stadium empfehle ich den Kerzentest: Wenn Sie auf eine Entfernung von 20 Zentimetern eine brennende Kerze nicht mehr ausblasen können, haben Sie bereits ein Lungenemphysem mit stark eingeschränkter Atemleistung. Sie müssen unbedingt Schluß mit dem Genuß machen, wenn Sie weiterleben wollen.

Der *zweite Schritt:* Man sollte sich ehrlich die Frage beantworten: Warum rauche ich überhaupt?

Bei einer Umfrage erklärten die meisten Raucher

dazu: »Darüber habe ich noch nicht nachgedacht.«
Man sollte das aber tun. Ein bißchen Besinnung kann
das Leben um acht Jahre verlängern.

Es gibt Menschen, die aus purer Lust rauchen. Sie
greifen zur Zigarette, um schöne Augenblicke noch intensiver zu genießen. Ihnen rate ich, sich die »Lust«
auf anderen Gebieten zu holen. Etwa in der Liebe, bei
der Musik, bei einem Glas Wein.

Es gibt Menschen, die aus Zwang rauchen. Sie möchten am liebsten vor Problemen davonlaufen. Das Nikotin soll ihre Angst vor Schwierigkeiten betäuben.
Ihnen rate ich, sich mit ihren Sorgen gründlich ausein-
anderzusetzen. Mutige und klare Lösungen vertreiben
die Angst – und den blauen Dunst.

Es gibt Menschen, die aus Unsicherheit rauchen. Die
Zigarette ist für sie eine »Krücke«, an der sie sich fest-
halten. Ihnen rate ich, ihr Selbstvertrauen zu stärken.
Gelingt ihnen das, haben sie ihre Krücke nicht mehr
nötig.

Der *dritte Schritt:* Nach dieser Selbsterkenntnis muß
der Raucher mit dem schlimmsten Feind fertig werden, der sich dem endgültigen Rückzug aus dem täglichen Tabakzirkus noch entgegenstemmt: der Gewohnheit.

Der Raucher hat sich ja so daran gewöhnt, vor dem
Essen und nach dem Essen, vor dem Einschlafen und
nach dem Aufstehen zu rauchen. Es gibt kaum etwas,
das er ohne Zigarette tut.

»Wenn ich telefonierte, hielt ich mit der einen Hand
den Hörer, mit der anderen fischte ich eine Zigarette
aus der Schachtel«, erzählte mir eine Bekannte.

»Wenn ich Schuhe putzte, hielt ich in der einen Hand den Lappen, in der anderen die Zigarette. Wenn ich einen Brief schrieb, hielt ich in der einen Hand den Kugelschreiber, in der anderen Hand die Zigarette.«
Solche Gewohnheiten, die sich über lange Zeit eingeschliffen haben, müssen wir geduldig wieder ausschleifen.
Dazu kann mein 10-Stufen-Programm beitragen:

1. Suchen Sie sich einen Partner, der zusammen mit Ihnen das Rauchen aufgeben will. Sie können sich dabei gegenseitig unterstützen.

2. Erlernen Sie das autogene Training, um Ihre Selbstbeherrschung zu unterstützen. Sie können dann auch Streßsituationen besser ohne Zigarette bewältigen.

3. Rauchen Sie nicht mehr vor dem Frühstück. Gelingt Ihnen das, so haben Sie ein Erfolgserlebnis, das Sie darin bestärkt, nicht mehr vor dem Mittagessen und dem Abendessen zu rauchen.

4. Rauchen Sie nicht mehr, wenn Sie Kaffee, Tee oder Alkohol trinken. Und nicht mehr beim Fernsehen. Auch wenn der Krimi noch so spannend ist.

5. Entfernen Sie zu Hause und am Arbeitsplatz alles, was Sie ans Rauchen erinnert: also Zigaretten, Aschenbecher, Feuerzeug, Streichhölzer. Benutzen Sie in Bahn und Flugzeug nur noch das Nichtraucherabteil.

6. Rauchen Sie die Zigarette nicht mehr bis zum letzten Zentimeter, drücken Sie sie nach zwei Dritteln aus.

7. Lehnen Sie alle Zigaretten ab, die man Ihnen an-

bietet, und bieten Sie auch selbst keine an. Nehmen Sie nie ein Feuerzeug mit.

8. Trinken Sie Wasser oder kalorienfreie Getränke, wenn Sie Ihren Mund beschäftigen wollen. Keinesfalls aber Alkohol: Der weckt den Appetit auf eine Zigarette.

9. Gehen Sie an die frische Luft, wenn Sie das Bedürfnis nach einer Zigarette verspüren. Oder atmen Sie am offenen Fenster tief durch.

10. Der entscheidende Schritt: Verzichten Sie auf die nächste Zigarette . . .

Unterstützen Sie diese 10 Punkte durch zwei psychologische Tricks:

Nehmen Sie sich die Zigarette nicht, ohne sich etwas anderes dafür zu geben: zum Beispiel Erdnüsse, Mohrrüben, Kaugummis, Bonbons.

Und: Belohnen Sie sich selbst – für jeden kleinen Schritt, den Sie in Richtung fort vom Laster geschafft haben. Etwa mit einem Buch, einem neuen Kleidungsstück, einer Reise, die Sie sich bisher nicht gegönnt haben.

Sie können sich das nun leisten. Denn wer nicht raucht, spart jährlich über 1500 Mark. Das sind bei täglich 30 Zigaretten einschließlich Zins und Zinseszins in 30 Jahren rund 100 000 Mark.

Reich an Gesundheit und dazu noch reich an Geld zu werden – ist das nicht ein lohnendes Ziel?

Vielleicht erreichen Sie es sogar mit einem Schritt: Lassen Sie Ihre nächste Zigarette Ihre letzte sein.

Zweite Säule: Richtig trinken

1. Trinken kann das Leben verlängern

John D. Rockefeller, der in seinem Leben mehr Geld als jeder andere Mensch angehäuft hat, wurde in seinen späten Jahren gefragt, worauf er seine stabile Gesundheit zurückführe. Der spindeldürre Milliardär antwortete: »Ich trinke das Richtige – Wasser.«
Rockefeller schlürfte täglich drei Liter Mineralwasser. Er wurde 97 Jahre alt.
In Berlin starb vor einiger Zeit Ole Jensen, einer der bekanntesten deutschen Karikaturisten. Mit einem Blutsturz wurde er ins Krankenhaus gebracht. Die Ärzte suchten seine Leber und fanden sie nicht. Sie war total geschrumpft. Seine Freunde sagten: »Er hat das Falsche getrunken – Alkohol.«
Jensen trank zum Schluß täglich einen Liter Wodka.

Er wurde 52 Jahre alt.

Der eine hat durch Trinken sein Leben verlängert, der andere hat durch Trinken sein Leben verkürzt. Das zeigt uns, wie wichtig das *richtige* Trinken ist. Ich halte es nach dem richtigen Atmen für die zweitwichtigste Säule, mit der wir unsere Gesundheit stützen können. Denn auch mit Wasser, wenn wir es falsch einsetzen, können wir uns schaden. Und Alkohol, wenn wir ihn richtig einsetzen, kann unserer Gesundheit nützen. Ich werde darauf noch eingehen.

Fest steht: Wir können länger ohne Essen als ohne Trinken auskommen. Entzug von Trinken führt schneller zum Tod als Entzug von Essen. Durch die Hungerstreiks von Häftlingen wissen wir, daß ein Mensch, der keine feste Nahrung zu sich nimmt, durch Trinken noch wochenlang überleben kann.

Nach dem Atmen steht das Trinken am Beginn unseres Lebens.

Ein Kind ist auf die Welt gekommen. Es schreit. Damit drückt es sein erstes Unlustgefühl aus: Hunger. Er läßt sich nur durch die einzige Art der Nahrungsaufnahme stillen, zu der ein so kleines Wesen die Kraft hat: durch Trinken.

Die einzige flüssige Nahrung, die sein winziger Körper verarbeiten kann, ist Milch. Die beste Milch, die eine Mutter ihrem Kind geben kann, ist ihre eigene: die Muttermilch.

Aber nur sechs Prozent aller Säuglinge werden in den ersten drei Monaten gestillt. Damit verlieren sie die unwiederholbare Chance für den gesündesten Start ins Leben.

Warum ist das so?

Wir leben in einer Welt, in der das Stillen als »unmodern« gilt. Viel praktischer sei es, so meinen die jungen Mütter von heute, das Kind mit der Flasche zu füttern. Da könne man die Zeit und die Menge genau abmessen.

Und außerdem, auch dieses Argument höre ich oft, schade das Stillen der Form und der Festigkeit der Brüste. Das mag in einigen Fällen stimmen. Aber jede Geburt kann schließlich die Figur einer Frau verändern. Scheut sie das, so wäre es die konsequentere Haltung, gar kein Kind zu bekommen.

Ich habe nichts gegen Kuhmilch. Im Gegenteil: Ich halte sie für ein gesundes Getränk. Aber es ist nicht das gesündeste für Babys. Und auch nicht in jedem Fall für Erwachsene.

Das hängt mit den chemischen Fabriken zusammen, die in unserem Körper für die Verarbeitung von fester und flüssiger Nahrung sorgen. Und solche Fabriken sind Mundhöhle, Speiseröhre, Magen, Leber, Galle, Bauchspeicheldrüse, Dünndarm, Dickdarm und Mastdarm.

Mit der Milch, so wie wir sie trinken, kann unser Organismus nichts anfangen. Sie muß in ihre Bestandteile zerlegt, die Bestandteile wiederum müssen umgebaut, aufbereitet werden.

Der Milchzucker etwa wird mit Hilfe von Lactase abgebaut, mit einem der zahllosen Enyzme (Eiweißkörper) also, die auch für die Verdauung nötig sind.

Beim Baby arbeiten die chemischen Fabriken unseres Körpers erst mit geringer Kraft. So ist es für sie zum Beispiel schwer, das grobflockige Kasein, neben dem Lactalbumin das Haupteiweiß in der Milch, zu verarbeiten. Folge: Das Kasein klumpt im Magen des Babys zusammen und ist nur schwer zu verdauen. Viel leichter dagegen wird das Baby mit dem feineren Lactalbumin fertig.

In der Kuhmilch beträgt das Verhältnis Kasein zu Lactalbumin 3:1, in der Muttermilch 0,7:1.

Ich möchte hier noch einige weitere Vorzüge der Muttermilch gegenüber der Kuhmilch nennen: Sie enthält zwei- bis zehnmal soviel der wichtigen Vitamine A, C, E und K. Sie enthält wesentlich mehr ungesättigte Fettsäuren, vor allem auch Linolsäure, die für den Säugling unentbehrlich ist. Sie enthält Abwehrstoffe gegen eine Reihe von Krankheiten – etwa gegen Tuberkulose –, die durch keine künstliche Nahrung zu ersetzen sind.

Diese wichtigen Abwehrstoffe sind in den ersten Tagen des Stillens am höchsten konzentriert. Deshalb empfehle ich Müttern, zumindest eine kurze Zeit zu stillen. Das beste ist natürlich, wenn eine Mutter ihrem Kind möglichst lange die Brust gibt, mindestens bis zum vierten Monat.

Abzuraten vom Stillen ist nur, wenn die Mutter stark infektanfällig ist, wenn sie häufig kränkelt oder wenn sie raucht oder trinkt. Dann kann sie dem Kind mit ihrer Milch keinen guten Schutz fürs Leben mitgeben.

2. Muttermilch trotz Umweltvergiftung?

Man hat mich oft gefragt, wie ich die Gefahren ein-
schätze, die dadurch entstehen, daß Umweltgifte in
die Muttermilch gelangen.

Wie das geschieht, wissen wir: Auf den Feldern am
Rande der Städte und an vielbefahrenen Straßen la-
gern sich Industrie- und Autoabgase ab. Außerdem
die Reste von Unkrautvernichtungsmitteln. Das Vieh,
das mit dem Ertrag der Felder und Wiesen gefüttert
wird, nimmt diese Giftstoffe auf. Wir führen sie uns
mit dem Braten oder mit Obst und Gemüse zu. Sie la-
gern sich im Fettgewebe ab, und gerade daraus wird
zum Teil die Muttermilch gebildet.

Die Unruhe in der Öffentlichkeit über diese bedenkli-
che Entwicklung wurde in letzter Zeit durch zwei Vor-
fälle geschürt.

Da legte einmal das Freiburger Institut für angewand-
te Ökologie eine Studie vor, in der Forscher feststell-
ten, daß die chemischen Schadstoffe der Muttermilch
um ein Vielfaches die für Kuhmilch gesetzlich festge-
legten Grenzwerte überschritten haben.

Da wurde zum anderen bekannt, daß zum erstenmal
eine deutsche Mutter bei der Polizei Anzeige mit der
Begründung erstattete: »Meine Muttermilch ist ver-
giftet!«

Es handelte sich um eine junge Frau aus Niedersach-
sen, die fünfmal täglich ihr Baby stillte. Sie hatte ein
Fläschchen mit ihrer Muttermilch zur Untersuchung
an die Staatliche chemische Untersuchungsanstalt
Braunschweig geschickt. Ergebnis: In der Probe wurden dreimal soviel DDT (Pflanzenschutzgift) und

dreimal soviel HCB (chemischer Kohlenwasserstoff) gefunden, wie in Trinkmilch als Höchstbelastung zulässig ist.

Leider nur einer von vielen Fällen. Denn in 95 Prozent aller Muttermilchproben wurden Umweltgifte gefunden.

Dennoch meine ich, daß Mütter sich deshalb nicht vom Stillen abhalten lassen sollten. Muttermilch ist trotz dieser Belastung immer noch das Beste, was man einem Baby geben kann. Brustkinder entwickeln sich in der Regel besser als Flaschenkinder.

Stillende Mütter sollten allerdings Vorsorge treffen, um sich vor zuviel Umweltgiften zu schützen: Keine Innereien wie Leber und Nieren essen. Ebenso keine Pilze. Gemüse sorgfältig putzen, Obst gründlich waschen. Keine Insektenvertilgungsmittel im Haushalt verwenden.

3. Milch möglichst frisch auf den Tisch

Nach dem Abstillen allerdings gilt, daß Kuhmilch für das Kind das beste und unentbehrlichste Lebensmittel darstellt, das es erhalten kann.

Der tägliche Milchgenuß ist für jeden heranwachsenden Menschen eine entscheidende Sicherung seiner Gesundheit. Er sichert damit die Versorgung mit wertvollem Eiweiß, mit wichtigen Vitaminen, Spurenelementen, Mineralien und Enzymen. Für besonders wesentlich halte ich auch den Gehalt an Calcium.

Um diese Inhaltsstoffe dem Kind in ihrem optimalen Zustand zuzuführen, muß die Milch allerdings frisch sein.

Was sie für das Wachstum von Kindern bewirken kann, zeigt eine Aktion französischer Schulbehörden. In ihrem Auftrag untersuchten Ärzte 1635 achtjährige Kinder. Ergebnis: Die Milchkinder unter ihnen waren im Durchschnitt größer.

Ich habe schon erwähnt, daß Milch für Erwachsene nicht unbedingt das gesündeste Getränk ist. Warum nicht?

Je älter der Mensch wird, um so mehr läßt seine Fähigkeit nach, Milch in energiespendende Nahrung umzuwandeln. Mit zunehmendem Alter bildet der Organismus nur noch wenig Lactase, die wir ja – wie schon erwähnt – zur Verdauung benötigen. Er hat es deshalb schwer, den Milchzucker in der Milch abzubauen.

Anderen Säugetieren – der Mensch ist ja auch eins – geht es ähnlich. Erwachsene Tiere trinken deshalb in der Regel keine Milch. Eine ausgewachsene Katze, die viel Milch bekommt, hat meist Verdauungsschwierigkeiten.

Um nicht falsch verstanden zu werden: Gegen den Genuß von frischer Milch durch Erwachsene habe ich im Prinzip nichts einzuwenden. Der ältere Mensch sollte jedoch beobachten, ob dabei mehr oder weniger ausgeprägte Gesundheitsstörungen bei ihm auftreten. Etwa Blähungen, Durchfall oder – im Ausnahmefall – gar schwere Magen- und Darmstörungen.

Der Enzymhaushalt ist bei allen Menschen unterschiedlich zusammengesetzt, deshalb ist auch die Unverträglichkeit nicht immer gleich. Außerdem besteht eine gewisse Lactose-Toleranz. Das heißt, wir können eine gewisse Menge Lactose zu uns nehmen, ohne mit Störungen darauf zu reagieren.

Die Milchverträglichkeit scheint rassegebunden zu sein. Nach einer neueren Untersuchung vertragen asiatische Bevölkerungsgruppen Milch weniger gut als erwachsene Angehörige der weißen Rasse.

Bemerkenswert auch: Die erwachsenen Bewohner bestimmter tropischer Länder, die viel Milch trinken, essen zugleich auch viele Früchte, deren besonders hoher Gehalt an verdauungsfördernden Enzymen bekannt ist. Etwa Ananas und die Papayafrucht.

Ich möchte davon ableiten, daß es durchaus ratsam ist, daß jeder, der Milch nicht so gut verträgt, vermehrt frisches Obst – beispielsweise frische Äpfel – ißt oder aber in deutlichen Fällen von Milchunverträglichkeit zu einem Enzympräparat greift, das hier einen Ausgleich schaffen kann.

Auch Erwachsene können also an den unschätzbaren Vorzügen der Milch teilhaben.

Vom einfachen Glas Milch zum Einschlafen bis zum Einsatz der Milchsäure als Basis vieler Arzneimittel spannt sich ein weiter Bogen. Besonders wichtig erscheint mir auch, daß Milch unser Hauptlieferant von Vitamin A ist. Nicht etwa die berühmte Karotte.

Das Vitamin A gewinnt von Tag zu Tag an Bedeutung. Man könnte es auch als den besten Reparaturdienst bei Zivilisationsschäden bezeichnen. Wo immer unser Organismus erhöhten Umweltbelastungen ausgesetzt ist – ob durch Auspuffgase, Nikotin, Streß, zuviel Fernsehen –, dort muß die Versorgung mit Vitamin A erhöht werden.

Ein tragisches Beispiel:
In der Dunkelheit kam es kürzlich auf der Autobahn München–Salzburg hinter der Einfahrt Hofolding zu einem schweren Unfall, der einen Toten und zwei Schwerverletzte forderte. Ein 56jähriger Kaufmann aus Duisburg war beim Einfädeln in den Verkehr in einen anderen Personenwagen gefahren. »Ich hatte das Auto nicht gesehen«, erklärte er den Polizisten, die den Unfall aufnahmen.

Unfallursache: verminderte Sehleistung. Darauf gehen nach einer Statistik des ADAC 18 Prozent aller Unfälle zurück, die sich in der Dunkelheit ereignen.

Für die Dunkeladaption der Augen ist eine genügende Versorgung mit Vitamin A wohl die wichtigste Voraussetzung. Milch im Reisegepäck ist also besser als Limonade.

Den höchsten Vitamin-A-Gehalt hat die Milch übrigens im Mai und Juni und im September und Oktober. Die Sommermilch kann bis dreimal soviel Vitamin A enthalten wie die Wintermilch.

Einen gewissen Vorbehalt gab es in der Öffentlichkeit einige Zeit gegen die homogenisierte H-Milch.

Um sie haltbarer, ansehnlicher und schmackhafter zu machen, wird die Milch in fast allen Molkereien in ihrer biochemischen Struktur verändert. Milch ist eigentlich ein in einer Flüssigkeit schwimmendes Fett. Bei der Homogenisierung werden die Fettkügelchen verkleinert, damit die Milch nicht mehr aufrahmt.

Nach früheren Untersuchungen aus den USA gelangt mit der homogenisierten Milch ein bestimmtes Enzym, die Xanthinoxydase, in die Blutbahn, das die Entstehung von Arteriosklerose und Herzinfarkt begünstigen soll. Dagegen erklärt der deutsche Milchforscher Prof. Renner: »Bei der Ultrahocherhitzung wird dieses Enzym zerstört. Es kann also sicher nicht mehr gesundheitlich schaden.«

Dennoch mein Rat: Die Milch sollte möglichst frisch auf den Tisch!

4. So wichtig ist für uns das Wasser

John D. Rockefeller, der täglich drei Liter Mineralwasser trank, hatte mit seinem Glauben an die heilsame Wirkung seiner Wasserspülungen recht. Aber er nahm mehr Wasser zu sich, als er brauchte.

Der Bedarf an Flüssigkeit beim erwachsenen Menschen wäre gedeckt, wenn er in Getränken, Nahrung und Speisen täglich zweieinviertel Liter Wasser aufnimmt.

Ein Kleinkind benötigt relativ mehr, ein alter Mensch weniger Wasser als ein Erwachsener in mittleren Jahren. Das liegt am unterschiedlichen Wassergehalt des Körpers. Ein Kleinkind besteht zu 70 Prozent aus Wasser, ein Erwachsener zu 50 Prozent, ein älterer Mensch nur noch zu 40 Prozent. Man sagt: Aus dem alternden Organismus zieht sich das Wasser und mit ihm das Leben zurück. Die Haut wird spröde, Falten verschwinden nicht mehr.

Altern ist in diesem Zusammenhang gesehen also auch ein Austrocknungsvorgang.

Die »Wassereinfuhr« muß immer der »Wasserausfuhr« entsprechen. Allein durch das Ausatmen und durch den Schweiß verlieren wir täglich etwa 360 Gramm Wasser. Das ist etwa ein Viertel der Menge, die wir durch den Urin ausscheiden. Auch im Stuhl wird Wasser abgeführt. Diesen Verlust müssen wir durch Getränke und wasserhaltige Nahrungsmittel ausgleichen. Einzurechnen ist dabei allerdings auch das sogenannte »Oxidationswasser«, das beim Abbau von fester Nahrung entsteht.

Trinken wir zu wenig Wasser oder Flüssigkeit, kann das unsere Gesundheit ernsthaft gefährden.

Bei Frauen zum Beispiel, die mittags und abends nur ein Täßchen Mokka trinken, bildet sich nur wenig Harn. Der Urin ist dunkel und dickt ein.

Bei einem Mangel an Flüssigkeit in den Harnorganen kann sich ein sogenannter Nierengrieß aus Salzen bilden. Säurekristalle oder Kalk verklumpen sich zu Steinen, die zu Beschwerden in der Blase führen oder eine Niere lahmlegen können.

Aber nicht nur der Harn dickt ein, auch das Blut. Bei Menschen, die man halbverdurstet in der Wüste auffand, hatte sich das Blut so verdickt, daß es aus Wunden nicht mehr austreten konnte.

Trinken wir zuviel, ist das auch nicht richtig. Wir belasten damit nur unnötig unseren Kreislauf.

Geregelt wird unser Wasserhaushalt durch das Durstgefühl. Sinkt bei Wasserverlust der osmotische Druck in den Körperflüssigkeiten ab, wird das an das Zentralnervensystem gemeldet. Von dort kommt dann das Kommando: »Trinken!«

Wir könnten unseren Flüssigkeitsbedarf ohne weiteres nur mit Wasser decken. Aber was da oft aus dem

Wasserhahn fließt, ist zwar nicht ungesund, aber als Getränk auch nicht gerade verlockend.

Es ist zum Beispiel keine erfreuliche Vorstellung, daß Millionen Menschen aus dem verseuchten Niederrhein, der an manchen Stellen einer Kloake gleicht, mit Trinkwasser versorgt werden müssen. Durch entsprechende Aufbereitung kann das Wasser allerdings unbedenklich getrunken werden.

Besser und gesünder als das Wasser aus dem Hahn ist meist das Wasser aus Flaschen: Brunnenwasser, Mineralwasser mit und ohne Kohlensäure, Tafelwasser, Wasser zur Besserung bestimmter Leiden.

Am besten ist natürlich, Wasser frisch aus der Quelle oder aus dem Brunnen zu trinken. Welche wohltuende oder heilende Wirkung von solchen reinen Wässern ausgeht, die meist in gelöster Form Mineralien und Spurenelemente enthalten, wußten schon die alten Römer, die damit die ersten Kuren machten.

Einer der wichtigsten Wirkstoffe, die wir in solchen Wässern finden, ist Eisen, und zwar in leicht resorbierbarer Form als Ferrion. Es ist ein wesentlicher Baustein zur Neubildung und Auffrischung von Blut. Andere wichtige Wirkstoffe sind Kalzium – ein Mangel an Kalzium führt zum Beispiel zu Paradontose –, Kalium und Natrium. Bei hohem Blutdruck ist zuviel Natrium allerdings gefährlich. In solchen Fällen sollte man salzarme Wässer bevorzugen.

Ebensowenig wie vom Brot allein lebt der Mensch vom Wasser allein. Es ist deshalb niemandem zu verübeln, wenn er Wasser in abwechslungsreicherer und genußvollerer Art zu sich nimmt. Etwa als Kaffee oder Tee.

5. Kaffee und Tee – Labsal oder Laster?

Kaffee ist das meistgetrunkene Getränk in der Bundesrepublik. Erst an zweiter Stelle folgt das vermeintliche Nationalgetränk Bier, und an dritter Stelle liegt die Milch.

Der »Alte Fritz«, der Preußenkönig, war ein begeisterter Kaffeetrinker. Statt mit Wasser ließ er sich den Kaffee mit Sekt zubereiten.

Aufsehen erregte sein »Kaffeedekret« vom 21. Januar 1781. Der König wollte damit das leere Staatssäckel auffüllen. Das Kaffeerösten wurde nur gegen einen sündteuren Brennschein erlaubt, den sich allein die privilegierten Stände leisten konnten. Wer ohne Erlaubnis Kaffee brannte, wurde hart bestraft. Altgediente Soldaten des »Alten Fritz« zogen, von der Bevölkerung verspottet, als »Kaffeeschnüffler« durchs Land, um Schwarzbrennereien aufzuspüren.

Heute ist Kaffee ein Volksgetränk. Er kann ein Labsal oder ein Laster sein – je nachdem, wie stark oder schwach man ihn trinkt, wie häufig und in welchen Mengen.

Sein Hauptwirkstoff ist Koffein. Es regt Herz, Kreislauf und Nerven an und erweitert die Blutgefäße. Für manche Menschen bringt Kaffee deshalb bei Kopfschmerzen, Föhn und allgemeiner Schwäche und Müdigkeit deutliche Besserung.

Übertreibt man den Kaffeegenuß – ich denke da besonders an das kannenweise Trinken in den meisten Betrieben, in Büros, Fabriken und Krankenhäusern –, kann genau die gegenteilige Wirkung eintreten: Herz und Kreislauf gesunder Menschen werden belastet.

Zuviel Kaffee wird auch für die Nieren zum Streß. Die Folge: Nervosität und Schlaflosigkeit.

Bei grünem Star (Glaukom) kann zu häufiger und zu starker Kaffeegenuß zu einem weiteren Anstieg des Augeninnendrucks und damit zu einer Verschlimmerung des Leidens führen. Auch bei Herzrhythmusstörungen sollte selbstverständlich kein Kaffee getrunken werden.

Es liegt auf der Hand, daß ein labiler Mensch vor dem Schlafengehen keinen starken Kaffee trinken sollte. Es gibt aber auch Menschen, die nach einer Tasse Kaffee besonders gut schlafen.

Es gilt: Bis zu fünf Tassen am Tag kann ein gesunder Mensch trinken, ohne Schäden befürchten zu müssen. Er sollte dann aber nicht so stark sein, daß der berühmte Löffel »darin stehen bleibt«.

Ich empfehle Kaffee zusammen mit einem Glas klaren Wassers zu trinken, wie es heute in den meisten Ländern mit Kaffeekultur noch üblich ist.

Wer die Qualität des Kaffees verbessern will, muß nicht wie der »Alte Fritz« Sekt nehmen – auch Mineralwasser ohne Kohlensäure, sogenanntes »stilles Wasser«, kann den Geschmack erheblich verbessern.

Für Magenempfindliche gibt es Kaffeesorten, die den Magen weitgehend schonen, für Herzempfindliche Sorten mit gesenktem Koffeingehalt.

Maßvoll zu sich genommen, hat auch der Tee eine gewisse gesundheitliche Wirkung.

In Ostfriesland, wo der meiste Tee in Deutschland getrunken wird, leben auch die meisten Hundertjährigen. Mir wurde von einer alten Bäuerin erzählt, die noch mit 95 Jahren täglich über 24 »Koppke« Tee getrunken hat. Eine ostfriesische Koppke ist etwas kleiner als eine gewöhnliche Tasse.

Und man sagt, daß im Krieg jeder ostfriesische Bauer für ein paar Pfund Tee sein letztes Schwein geschlachtet hätte. Glücklicherweise war dort die Teezuteilung höher als in anderen Gebieten. Ein Beweis für die lebensverlängernde Wirkung des Tees ist das natürlich nicht.

Durch seine Wirkstoffe wirkt schwarzer Tee ähnlich stimulierend und anregend wie Kaffee. Deshalb gilt auch hier: Unmengen sind schädlich.

Teekenner schwören darauf, daß Tee den Geist klarer und die Gedanken »leichtfüßiger« macht als jedes andere Getränk. Menschen, die viel denken müssen, können sich ein Leben ohne Teekanne meist nicht mehr vorstellen. Sie rühmen auch die behagliche Atmosphäre, die sein Duft verbreitet.

Wichtig ist natürlich die richtige Zubereitung. Die meisten Teesorten muß man – unabhängig von der Färbung – bis zu fünf Minuten ziehen lassen.

Liselotte von der Pfalz, die Schwägerin Ludwigs XIV., scheint beim ersten Mal ihre Teeblätter falsch aufgebrüht zu haben. Denn sie schrieb: »Thee kombt mir vor wie Heu und Mist, mon Dieu, wie kann sowas Bitteres und Stinkendes erfreuen?«

Der Rat von Genießern: Wenn das Wasser hart ist, sind Ceylon- und Chinatees zu empfehlen, bei weichem Wasser indonesische und Assamtees.

Gesundheitlicher Nutzen von schwarzem Tee: seine kreislaufanregende und stoffwechselfördernde Wirkung. In England, dem klassischen Teeland, durfte Tee anfänglich nur in Apotheken verkauft werden.

In Apotheken gibt es heute die Tees aus Kräutern, die wir auch überall in der Natur finden können. Wir sollten unsere Wochenendausflüge dazu benützen, um Kräuter für gesunde Drinks zu sammeln. Sie entwikkeln zum Teil ausgesprochene Heilkräfte.

Um nur ein paar zu nennen: Kamille – sehr beliebt gegen Erkältungen, Löwenzahn – hat eine harntreibende Wirkung, Thymian – lindert Entzündungen, Baldrian – sorgt für gesunden Schlaf, Kapuzinerkresse – wirkt leicht abführend, Schafgarbe – beseitigt Verdauungsstörungen, Schlüsselblume – wirkt bei Husten stark schleimlösend.

Werden diese Kräuter nicht richtig zubereitet, dann werden ihre gesundheitsfördernden Wirkstoffe zum Teil oder ganz vernichtet.

Die schonendste Form der Zubereitung: der Kaltwasserauszug, auch Kaltauszug oder Kaltmazerat genannt:

Ein Teil zerkleinerte Pflanzen auf zehn Teile Wasser (ein gehäufter Teelöffel auf eine Tasse Wasser). Die Kräuter werden mit dem kalten Wasser übergossen. Nach etwa drei Stunden sind die aromatischen Stoffe »aufgeschlossen«, die wichtigen Bitterstoffe brauchen etwa zwölf Stunden. Am besten setzt man den Tee abends an, läßt ihn zugedeckt über Nacht stehen und trinkt ihn am Morgen oder über den Tag verteilt in kleinen Schlucken.

Weniger empfehlenswert zur Deckung unseres Flüssigkeitsbedarfs sind Limonaden, Kakao- und Colagetränke. Sie sind zu stark gezuckert, um gesundheitsfördernd zu wirken. Für Kinder sollten sie deshalb nicht Hauptgetränk sein.

Der Fabrikzucker, der für solche Getränke verwendet wird, besteht aus leeren Kohlenhydraten, gehört also zu den »toten« Nahrungsmitteln. Eine einzige Literflasche mit Cola enthält umgerechnet 40 Stück »toten« Würfelzucker. Welche Wirkung Cola-Getränke haben können, zeigen die übergewichtigen Kinder in den USA, die Cola lieber als Milch trinken.

6. Bier und Wein können gesund sein

Wasser in verwandelter Form ist auch in alkoholischen Getränken enthalten. Am häufigsten kommen bei uns Bier und Wein auf den Tisch.
Wäre die Gefahr des Mißbrauchs, der Überdosierung und der Sucht nicht so groß, könnte man sie sogar als »Gesundheitsgetränke« einstufen.
Ich wurde während eines Vortrages einmal gefragt, was wohl gesünder sei – Limonade oder Bier. Meine Antwort überraschte den Frager sichtlich. Denn ich sagte: »Für einen gesunden Erwachsenen ist ein Glas Bier besser.«
Paracelsus, der erstaunliche Arzt des Mittelalters, der in der Medizin mutig immer wieder neue Wege beschritt, setzte Bier zum erstenmal als Medikament ein. Er vermischte es mit Ölen, die er aus Pflanzen gepreßt hatte, gab Kräuterblätter und Kräuterwurzeln dazu und ließ seine Patienten diese Mixtur trinken. Mit verblüffendem Erfolg: Denn es wurde damit »gar wunderbarlich geheilt«.

Auch Pfarrer Kneipp, der auf die Heilkraft des Wassers schwor, sah im Bier einen Gesundheitssaft. Er trank täglich eine Maß, um sich fit zu halten.

Ich kenne einige Krankenhäuser in Bayern, die sich die Erfahrungen von Paracelsus und Kneipp zunutze machen. Sie setzen Bier als Beruhigungsgetränk nach Operationen ein. Mit gutem Grund: Zu den gesundheitsfördernden Eigenschaften des Biers gehört es, daß es den Stoffwechsel anregt, zugleich entspannt und die Nerven beruhigt.

Das Hefeweißbier ist darüber hinaus besonders gut geeignet zum Durchschwemmen der Nieren. Es enthält außerdem Vitamin B, das für streßgeplagte Menschen, für Schwangere und bei Fieberzuständen wichtig ist.

Auch bei der Maß kommt es natürlich auf das richtige Maß an. Denn jedes alkoholische Getränk kann bei Mißbrauch zu einem hohen Gesundheitsrisiko werden – zu einem Gift, das Leben zerstört.

Das gilt insbesondere für den Wein. Es liegt an uns, ob wir ihn zu unserem Wohltäter oder Totengräber machen.

Ein gutes Glas Wein ist mancher Medizin überlegen, die dazu noch bitter schmeckt.

Das wußten schon die Ärzte des Altertums. Und das wußte auch Goethe, der seinem Freund Schiller über einen gemeinsamen Bekannten schrieb: »Hätte er sich, statt Pyrmonter Wasser hier teuer in der Apotheke zu zahlen, ein Kistchen Portwein zur rechten Zeit besorgt, so sollte es wohl anders mit ihm aussehen.«

Welche Beschwerden dieser Mann hatte, wissen wir nicht. Aber wir wissen heute, bei welchen Beschwerden und Krankheiten Wein seine segensreiche Wirkung entfalten kann.

Bei Studien über den Herzinfarkt – in Deutschland Volkskrankheit Nummer 1 – fiel Wissenschaftlern auf, daß diese Krankheit besonders dort viel seltener ist, wo regelmäßig Wein in allen Bevölkerungsschichten getrunken wird. Also in Italien, Spanien und Frankreich. Dort erliegen sehr viel weniger Menschen einem Infarkt als in Deutschland, Skandinavien, England und den USA.

Das konnte natürlich auch andere Ursachen haben. Bei der Untersuchung dieses Krankheitsgeschehens aber stellten Forscher der amerikanischen Hopkins-Universität fest, daß Menschen, die täglich ein bestimmtes Quantum trinken – 23 bis 56 Gramm Alkohol, das sind zwei bis drei Glas deutscher Weißwein –, weniger am Herzinfarkt erkranken als Menschen, die fast gar keinen oder nur gelegentlich Wein trinken.

Der biochemische Vorgang, durch den Alkohol dem Herzinfarkt vorbeugt: Alkohol sorgt für eine Senkung jener Blutfette, die dazu neigen, sich an den Herzkranzgefäßen abzusetzen und so ihre Verengung und Verkalkung hervorrufen. Damit wird einer Schädigung dieser hochempfindlichen Gefäße vorgebeugt. Einige Wissenschaftler sind der Meinung, daß dieser günstige Effekt generell durch Alkohol ausgelöst wird. Sie gehen dabei von der Tatsache aus, daß Alkoholiker zumeist gesunde, nicht verkalkte Blutgefäße haben – dafür sind dann allerdings andere lebenswichtige Organe, wie etwa die Leber, durch das Zuviel an Alkohol ruiniert.

Ich stimme allerdings jenen Wissenschaftlern zu, die

der Ansicht sind, daß nicht der Alkohol an sich vor Herzinfarkt schützt, sondern daß bestimmte Inhaltsstoffe des Weines als eine Art »Leibwächter« unserer Blutgefäße fungieren. Und zwar die Pflanzenstoffe Flavone und Anthozyane, die nachweislich eine Senkung des Cholesterinspiegels bewirken.
Reiner Alkohol hat keinen Einfluß auf den Cholesterinspiegel.

Hier noch einige weitere gesundheitliche Pluspunkte des Weins, die mir wichtig erscheinen:

- Wein kann zu niedrigen Blutdruck, besonders als Folge eines reduzierten Gesundheitszustandes, wieder stabilisieren.
- Wein sorgt für eine tiefere Atmung und verbessert so die Sauerstoffverhältnisse im Blut.
- Wein kann bei Infektionskrankheiten der Bronchien und der Lunge die Abwehrkräfte steigern.
- Wein sorgt für eine rasche Erwärmung der Haut und beschleunigt dadurch den Rückgang von Fieber.
- Wein beugt Darmerkrankungen vor. Das wußte schon Cäsar, der seine Truppen in einem Tagesbefehl aufforderte, den ihnen zugeteilten Rotwein zu trinken.
- Wein regt gesunde Nieren an, vermehrt Harnstoffsalze und Harnsäure auszuscheiden. (Bei Gichtkranken vermindert Wein allerdings erheblich die Ausscheidung von Harnsäure.)
- Wein wirkt bei altersbedingter Unterfunktion der Schilddrüse belebend.

- Wein regt die Nebennieren und ihre Produktion von Hormonen an, von denen das bekannteste das Cortison ist.

Mit Wein kann also vielen Menschen wirkungsvoller geholfen werden als durch teure Pillen. Und welche Arznei kann man auf so angenehme Weise einnehmen, sogar in fröhlicher Gesellschaft?
Welche Art von Wein ist nun besonders gesundheitsfördernd?
Professor Kliewe, der zahlreiche experimentelle Studien mit Wein durchgeführt hat, fand heraus, daß Weine mit hoher Restsüße den Körper belasten. Bekömmlich dagegen sind trockene Weine.
Leider haben die deutschen Weine, die wegen ihrer leichten, anregenden und frischen Art ideale Gesundheitsweine sein könnten, durch die oftmals künstlich erzeugte Süße ihre »paradiesische Unschuld« verloren. Wenn das auch, wie von Weinfachleuten behauptet wird, ausschließlich der Qualitätssteigerung dienen soll, wird dem Wein dadurch jedoch viel von seinen gesundheitsfördernden Eigenschaften genommen.
Um noch einmal Goethe, den Weinfreund, zu zitieren. Bis in seine letzten Tage war ihm der richtige Wein für sich überaus wichtig. Seine letzten Worte lauteten denn auch nicht »Mehr Licht«, wie es in der Überlieferung heißt, sondern: »Ihr habt mir doch nicht etwa Zucker in den Wein getan?«
Wann soll man Wein trinken, um eine optimale Wirkung zu erzielen? Antwort: Am besten zu den Mahlzeiten. Dann wirkt Wein zugleich als Schlankmacher.

Amerikanische Forscher haben untersucht, wie es kommt, daß Franzosen trotz ihrer üppigen Küche überwiegend schlank sind. Ergebnis: Weil sie Wein fast ausschließlich zum Essen trinken. Auch in Italien ist der Wein ein reines Tischgetränk.

Interessant auch eine Studie über Eß- und Trinkgewohnheiten italienischer Einwanderer in den Vereinigten Staaten. Danach waren diejenigen Italo-Amerikaner, die ihre Gewohnheit des Weintrinkens bei Tisch nicht aufgegeben hatten, durchweg schlanker und weitaus weniger an Diabetes erkrankt.

Wie ist das zu erklären?

Wein, gleichzeitig mit schnell resorbierbaren Kohlenhydraten aufgenommen, verlangsamt deren Aufnahme ins Blut. Wein reduziert außerdem die Magenbewegungen und damit das Hungergefühl. Auch die Eiweißverdauung im Magen wird durch Wein verlangsamt und erst nach zwei Stunden wieder beschleunigt.

Gesüßter Wein führt allerdings zur gegenteiligen Wirkung: der Magen arbeitet schneller, das Hungergefühl nimmt zu.

Auch das zeigt, wie wichtig es ist, trockenen Wein zum Essen zu trinken, da süßer Wein die Wirkung umkehrt.

7. Alkoholismus: Wenn Trinken zum Exzeß wird

Wenn ich in diesem Kapitel vom »richtigen Trinken« spreche, kann und will ich nicht jenes falsche Trinken ausklammern, das zum Exzeß des Trinkens führt – zum Alkoholismus.

Die Situation ist düster. Immer mehr Menschen gleiten in die krankhafte Alkoholsucht ab. Besonders betrüblich: In wachsender Zahl sind es Jugendliche und Frauen.

In England kommt heute auf jeden zweiten männlichen Alkoholiker bereits eine Alkoholikerin. 1957 war das Verhältnis noch 5:1. Man rechnet damit, daß es in wenigen Jahren in Europa genauso viele weibliche wie männliche Alkoholiker gibt.

Eine Frau, die dem Alkohol verfällt, ist gefährdeter als ein Mann. Leber, Nerven und Gehirn werden bei ihr schneller geschädigt. Entziehungskuren sind bei ihr meist weniger erfolgreich, die Rückfallquote bei Frauen ist größer, die Sterblichkeitsrate höher.

Dazu kommt bei trinkenden Frauen ein weiteres Problem: Erwartet eine Alkoholikerin ein Baby, ist auch dessen Gesundheit ernsthaft bedroht. Denn schon das Ungeborene trinkt immer mit. Es hat stets denselben Blutalkoholgehalt wie die Mutter – und es ist genauso betrunken! Mißbildungen sind deshalb nicht selten.

Man schätzt die Zahl der Babys, die in der Bundesrepublik wegen Alkoholismus ihrer Mütter als körperliche oder geistige Krüppel geboren werden, auf jährlich rund 3000.

Erschreckend auch die neuesten Zahlen über den Alkoholkonsum von Jugendlichen: Über 90 Prozent der 14jährigen im Bundesgebiet haben schon Alkohol getrunken. Jeder zweite Jugendliche zwischen 12 und 14 Jahren »genießt« täglich Bier, Schnaps oder Wein. Meist kopieren sie damit ihre Eltern. Von der Stufe des »Angebens« bis zur Sucht ist manchmal nur ein kleiner Schritt.

Wer sich mit den Geschichten von Alkoholikern befaßt, stößt immer wieder auf eine erstaunliche Tatsache: Keiner von ihnen hat je beschlossen, Alkoholiker zu werden. Alle, die es wurden, wären lieber frei von ihrer Sucht – lieber Herr als Knecht der Flasche.

Die Gründe, warum jemand in den Alkoholismus abgleitet, sind vielschichtig. Eine gewisse Rolle spielt die Gesellschaft, in der wir leben. Trinken gilt in ihr als »normal«. Nicht der wird als Außenseiter angesehen, der reglmäßig sein Bier oder seinen Schnaps trinkt, sondern eher derjenige, der keinen Tropfen anrührt. Als Nichttrinker bezeichneten sich in einer Umfrage aber nur 6 Prozent der Bevölkerung. 22 Prozent gaben an, fast nie zu trinken. 72 Prozent aber erklärten, daß sie gelegentlich oder häufig Alkohol trinken.

Dazu kommen die persönlichen Probleme, mit denen die Stabilen besser fertig werden als die Labilen, die sich in den Alkohol flüchten, um dort die Kraft zu finden, die sie selber nicht haben.

Der Weg vom unauffälligen Trinker zum Alkoholiker vollzieht sich in drei Phasen.

ERSTE PHASE: Man trinkt, um sich zu erleichtern. Schließlich trinkt man regelmäßig, um sich zu erleichtern. Die Alkoholverträglichkeit nimmt zu und damit die Menge, die man trinkt. Man wird vom Alkohol abhängig. Um das zu vertuschen, trinkt man heimlich. Man hat Schuldgefühle.

Zweite Phase: Der Drang, nach den ersten Gläsern weiterzutrinken, wird größer. Erste Gedächtnislücken treten auf. Man sucht nach Ausreden, warum man trinkt. Das Verhältnis gegenüber der Umwelt verändert sich. Man will imponieren, wird aggressiv. Der Versuch, eine Zeitlang ohne jeden Alkohol auszukommen, scheitert. Man verliert den Kontakt zur Familie und zu Freunden, wechselt häufiger den Arbeitsplatz. Lebensstil und Arbeit werden nach dem Alkohol ausgerichtet. Selbstmitleid nimmt zu, Alkoholverträglichkeit nimmt ab. Typisch: das regelmäßige Trinken am Morgen.

Dritte Phase: Man trinkt tagelang hintereinander. Die eigenen Moralvorstellungen werden abgebaut. Man kann nicht mehr denken, trinkt mit Leuten, denen man normalerweise nicht die Hand geben würde. Man ist unfähig, eine Tätigkeit zu beginnen. Das Trinken wird zum Zwang.

Ob jemand diesen Weg geht, ist keine Frage des »guten« oder »schlechten« Charakters. Es ist nicht alleine eine Frage des Willens. Der Alkoholiker »sündigt« auch nicht. Er ist *krank*. Und wie jeder Kranke braucht er Hilfe. Ärztliche Hilfe und Hilfe von den Menschen aus seiner engsten Umwelt.
Die Hilfe soll möglichst dann schon einsetzen, wenn wir erkennen, daß ein Mensch abzugleiten droht.

Um die Gefährdungen besser einschätzen zu können, hat der amerikanische Alkoholismusforscher Professor Jellinek die Trinkertypen in fünf Hauptgruppen eingeteilt:

Der »Alpha-Typ« ist der Konflikt- und Erleichterungstrinker. Er trinkt, um so vor Problemen zu fliehen. Er ist nicht süchtig, jedoch gefährdet.

Der »Beta-Typ« trinkt regelmäßig bei allen möglichen Anlässen, etwa beim Fernsehen, auf Partys. Auch er ist noch nicht süchtig, aber ebenfalls gefährdet.

Der »Gamma-Typ« ist schon süchtig. Er hat ein zwanghaftes, unwiderstehliches Verlangen nach Alkohol. Ein Glas genügt, um einen Trinkexzeß bis zur Volltrunkenheit auszulösen. Besonders Jugendliche gehören oft zu diesem Trinkertyp.

Der »Delta-Typ« ist zwar auch ein Suchttrinker. Er kann allerdings aufhören, wenn er genügend »intus« hat. Er muß sich nicht bis zum bitteren Ende vollaufen lassen wie der Gamma-Typ.

Der »Epsilon-Typ« ist der Quartalssäufer, der sich nur von Zeit zu Zeit dem Alkohol ausliefert, dann aber wieder völlig trockene Perioden hat.

Wer zu diesen Trinkertypen gehört oder mit ihnen zusammenlebt, sollte beachten, daß der Übergang vom »Alpha-Typ« zum »Gamma-Typ« und vom »Beta-Typ« zum »Delta-Typ« fließend ist.

Ich wiederhole: Alkoholismus ist eine Krankheit. Durch Willensanstrengung allein ist sie nicht zu heilen. Der Kranke muß von einem Arzt behandelt werden. Seit 1968 kommen die gesetzlichen Kostenträger für die notwendigen ärztlichen und medizinischen Maßnahmen auf.

Den ersten Schritt muß allerdings der Alkoholkranke selbst tun: Er muß den Mut aufbringen, sich und seinem Arzt einzugestehen, daß er krank ist. Und er muß sich bemühen, mit seinen besten Kräften die ärztlichen Anordnungen zu unterstützen.

Welche Therapien im einzelnen sinnvoll sind, kann ich im Rahmen dieses Buches, das ja kein Therapiebuch sein soll, nicht erörtern.

Aber ich möchte den Kranken Hoffnung machen: Die Chancen für die Heilung ihres Leidens sind gut. Schon heute gelingt es, ein Drittel aller Alkoholkranken auf Dauer von ihrer Sucht zu befreien. Bei intensiver Nutzung aller Möglichkeiten und Einsatz der neuesten Medikamente sollte es möglich sein, bald die Hälfte aller Alkoholiker wieder gesund zu machen.

Es wäre schön, wenn wir uns eines Tages wieder mehr mit den guten Seiten des Alkohols beschäftigen könnten – und uns daran erinnern, daß er, als Medikament richtig genutzt, ein Freund sein kann.

8. Mein 10-Punkte-Programm für das richtige Trinken

Trinken ist die Quelle des Lebens. Richtig trinken können wir zur Quelle unserer Gesundheit machen. Gesundheit schluckweise – warum nicht?

Mit meinem 10-Punkte-Programm möchte ich dazu

eine Anleitung geben, die helfen kann, das Richtige richtig zu trinken. Vielleicht muß manch einer seine Trinkgewohnheiten umstellen, wenn er den bestmöglichen Nutzen aus den uns zur Verfügung stehenden Getränken ziehen will. Der große Nutzen wiegt aber die geringen Mühen auf.

Dies sind meine 10 Punkte für das richtige Trinken:

1. Sorgen Sie dafür, daß Sie täglich etwa zweieinhalb Liter Flüssigkeit zu sich nehmen. Nur dann können Sie, wie Urologen fordern, zwei Liter Urin ausscheiden. Das ist für die Entgiftung des Körpers wichtig.

2. Trinken Sie nie zu heiß oder zu kalt. Ich erinnere in diesem Zusammenhang an die besonders in angelsächsischen Ländern verbreitete Unsitte, zu jeder Tages- und Nachtzeit klirrend kalte Getränke in sich hineinzuschütten. Folge: Millionen Menschen laufen dort mit chronischer Gastritis herum. Zu heiße Getränke können die Schleimhäute im Mund und im Verdauungstrakt schädigen.

3. Trinken Sie nicht zu hastig und nicht, während Sie das Essen kauen. Sonst beeinträchtigen Sie den Speichelfluß, der für die Verdauung wichtig ist.

4. Wenn Sie an heißen Tagen stark schwitzen, sollten Sie, um den Salzverlust auszugleichen, gut gewürzte Suppen oder Wasser mit einer Prise Salz zu sich nehmen.

5. Thema Milch: Möglichst frisch trinken. Ältere Menschen sollten zur besseren Verträglichkeit mit frischem Obst »gegensteuern«. Milch ist ein flüssiges Nahrungsmittel. Es sollte aus Gründen der Be-

kömmlichkeit mehr »gegessen« als getrunken werden.

6. Thema Tee: Er regt an, ohne aufzuregen – wenn er richtig zubereitet wird. Kräutertees am besten kalt aufsetzen.

7. Thema Kaffee: Keine Unmengen trinken. Zwischendurch immer wieder einen Schluck klares Wasser zu sich nehmen. So erhalten Sie sich den Kaffeegeschmack und verringern eine mögliche schädliche Wirkung.

8. Thema Bier: Es ist gesünder als Limonade. Besonders zu empfehlen: Hefeweißbier. Enthält das wichtige Vitamin B.

9. Thema Wein: Möglichst zu den Mahlzeiten trinken, trockene Sorten bevorzugen. Zwei bis drei Glas täglich sind gut für die Gesundheit.

10. Thema Limonaden und Cola-Getränke: Möglichst meiden, weil sie zuviel schädlichen Fabrikzucker enthalten. Nur für bestimmte Verdauungsbeschwerden ist eine kuriose Diät hilfreich: Cola und Salzstangen.

Wenn Sie diese Regeln beachten, können Sie das nächste Glas Wein getrost und ohne Ironie auf Ihre Gesundheit trinken.

Dritte Säule: Richtig essen

1. Vier Mörder lauern auf uns

Tausende von Menschen, die abends vor dem Bildschirm eine Gänsehaut bekommen, wenn ein Fernseh-Kommissar sich über eine Leiche beugt, ahnen nicht, daß sie bald selbst das Opfer einer Schandtat sein können.

Vier leise Mörder sind unterwegs, um sie zu töten: das Rauchen, das Übergewicht, der Bewegungsmangel und der Über-Streß.

Ihre Opferquote ist beachtlich: 150000 Menschen, überwiegend Männer, erleiden im Bundesgebiet Jahr für Jahr einen Herzinfarkt. Über 75000 sterben daran.

Das ist, um das ganze schreckliche Ausmaß einmal bildlich vor Augen zu führen, zum Beispiel die gesamte Einwohnerschaft von Bamberg!

Mit Mörder Nr. 1, dem Rauchen, habe ich mich schon befaßt. Wenden wir uns also jetzt Mörder Nr. 2 zu, dem Übergewicht.

Wir selbst liefern ihm das Mordwerkzeug in die Hand: Messer, Gabel, Löffel. Und nicht zu vergessen, unsere Finger, mit denen wir – gerade beim Fernsehen – unkontrolliert und wahllos alles in uns hineinstopfen, was der Gaumen an »Freude« verlangt.

Messer, Gabel und Löffel fordern mehr Tote, als alle Bomben, Autos und Schußwaffen zusammen.

Falsche Ernährung verursacht etwa 30 Prozent aller Todesfälle in der Bundesrepublik. Wir essen zuviel, zuviel Falsches auf falsche Weise und meist noch zur falschen Zeit. Unser Mund ist ein williger Komplize des Übeltäters Übergewicht. Die Araber nennen ihn deshalb »Pforte des Todes«.

Was wir an Nahrung und wie wir es durch diese Pforte in unseren Körper hineinlassen, kann in der Tat darüber entscheiden, wie kurz oder wie lang unsere Lebensuhr läuft.

Cäsar, der einmal – übrigens in einem Theaterstück Shakespeares – forderte: »Laßt dicke Männer um mich sein!« hätte diese dicken Männer nicht lange um sich gehabt. Denn Dicke sterben früher als Dünne.

Bei Menschen mit einem Übergewicht von 20 Pfund liegt die Sterblichkeit um 40 Prozent höher, bei einem Übergewicht von 30 Pfund liegt sie um 70 Prozent höher als normalerweise. Die Gefahr, zu sterben, wächst mit jedem Pfund. Deshalb berechnen viele Lebensversicherungen in den USA seit langem ihre Prämien nach den Kilos, die ein Versicherter auf die Waage bringt.

In Deutschland – wie auch in anderen westlichen Ländern – beginnt das Problem der falschen Ernährung, die oft zu ihrem sichtbaren Ausdruck, dem Übergewicht, führt, schon bei den Kindern.

Professor Werner Droese vom Forschungsinstitut für Kinderernährung in Dortmund hat in einer Langzeituntersuchung festgestellt, daß bei uns 23 Prozent der Jungen und 27 Prozent der Mädchen im Alter zwischen drei und zwölf Jahren überernährt sind. Bei den Babys und Kleinkindern sind es zwischen 10 und 20 Prozent.

Manche Mütter werten die Speckringe an den Armen und Beinen ihrer Sprößlinge als Indiz für deren Gesundheit und Widerstandskraft. Genau das Gegenteil aber ist der Fall: Hier zeigen sich die ersten Anlagen einer möglichen Fettsucht, die dazu führt, daß aus dem dicken Baby ein dickes Schulkind und später ein dicker Erwachsener wird.

Schon die Kleinen leiden unter dem Zuviel an Nahrung, das ihnen unvernünftige Eltern zuführen. In der Bundesrepublik müssen sich rund drei Millionen Kinder wegen Fettleibigkeit behandeln lassen. Das kostet die Volkswirtschaft jährlich 3,5 Milliarden Mark. Nicht zu ermessen ist der Schaden für die Volksgesundheit, der hier angerichtet wird.

Denn die verhängnisvolle Eßlust, die da förmlich gezüchtet wird – mit dem berühmten »Löffel für den Pappi« und dem »Löffel für die Mammi« –, wird man später nicht mehr los. Die »Deutsche Gesellschaft für Ernährung« fand heraus, daß Kinder, die als Kleinkinder bereits Übergewicht hatten, mit 80prozentiger Sicherheit auch als Erwachsene übergewichtig sind.

Dagegen haben nur ein Fünftel der normalgewichtigen Kinder später Gewichtsprobleme.

1947, als es uns durch den Nahrungsmangel noch schlechter ging, ging es den meisten von uns gesundheitlich viel besser. Damals waren nur etwa zwei Prozent der Bundesbürger zu dick, heute sind es bereits über 50 Prozent. Und die Zahl der Dicken nimmt weiter zu. Unterstützt von so törichten Parolen wie »Dick ist chic!«

Ich persönlich kann an Dicken überhaupt nichts »Chices« finden. Wer über alle Maße »rund« ist, dessen Anblick bietet nicht gerade einen ästhetischen Genuß. Er weiß aber meistens selbst, daß das Rubenssche Schönheitsideal längst nicht mehr aktuell ist.

Jeder zweite Deutsche ist also ein Gepäckträger von fünf, zehn oder gar zwanzig und mehr Pfund Übergewicht. Manch einer dieser Runden leidet an Fettsucht. Es gibt auch das andere Extrem, das genauso gefährlich ist: die Magersucht.

Auch dabei sind, ähnlich wie bei der Fettsucht, die oft psychische Hintergründe hat, seelische Konflikte die Auslöser. Und auch Magersucht kann zum Tod führen.

Sie beginnt meist mit der Pubertät. Die dürre Engländerin »Twiggy«, an deren Bleistiftfigur sich vielleicht noch mancher erinnert, war lange das Symbol junger Mädchen, die abmagern, weil sie sich nicht verstanden fühlen. Doch auch Erwachsene werden nicht davon verschont.

Die Woolworth-Erbin Barbara Hutton, eine der reichsten Frauen der Welt, die sich die teuersten Lekkerbissen leisten konnte, starb mit 67 Jahren an Magersucht. Als sie wenige Wochen vor ihrem Tod in eine Klinik in Los Angeles gebracht wurde, war sie zum Skelett abgemagert – sie wog nur noch 36 Kilo.

Gewiß, das sind Extreme. Aber wir alle bewegen uns oft genug zwischen extremen Haltungen, wenn wir zuviel oder, angeheizt vom Diätfieber, zuwenig essen. Wir müssen einen vernünftigen Mittelweg finden, wenn wir uns vor Krankheiten schützen und unser Leben nicht unnötig verkürzen wollen.

Richtig essen ist deshalb für mich die dritte Säule unserer Gesundheit. Falsches Essen kann sie rasch zum Einsturz bringen.

Warum sollten wir da nicht alles in unserer Macht Stehende tun – und das ist nicht wenig –, um diese wichtige Säule zu festigen?

Ich möchte dazu in diesem Kapitel einige Anregungen geben. Keine Patentrezepte, wie sie von immer neuen Ernährungsaposteln in die Welt gesetzt werden, und vor allem keine Anleitung zum Hungern. Denn richtig essen heißt für mich auch: sich satt essen.

2. Gut gekaut ist halb verdaut

Essen beginnt mit dem Kauen. Schon da können wir alles falsch machen. Was gründliches Kauen bewirken kann, zeigt das Beispiel des New Yorker Kaufmanns Horace Fletcher.

Mit 50 Jahren fühlte er sich schon als alter Mann. Zeitlebens hatte er hastig und schnell gegessen, weil ja Zeit bekanntlich Money ist. Money hatte er nun genug, aber Gesundheit hatte er zuwenig. Vor allem mit seiner Verdauung haperte es. Und sein Magen schmerzte ständig.

»Kauen Sie oft und langsam!« riet ihm sein Arzt, als alle Medikamente versagten. Horace Fletcher hielt sich daran. So bedachtsam und gründlich wie er hat wohl noch kein Mensch die Bissen im Mund herumgedreht: Bei jeder Mahlzeit kaute er etwa 2500mal.

Das Ergebnis dieser Mühe verblüffte erst ihn selbst, dann seinen Arzt: Nach fünf Monaten waren seine Verdauungsbeschwerden verschwunden, ebenso hatte er kein Magendrücken mehr. Und weil er durch das Dauerkauen die Nahrung so gut verwertete, kam er mit täglich 1500 Kalorien aus – jener Menge also, die unser Körper schon beim Nichtstun verbrauchen soll. Dabei stellte er Kraft- und Dauerleistungsrekorde auf, für die man sonst die doppelte Kalorienzahl braucht. Als »Kau-Phänomen« wurde Fletcher auf einem US-Ärztekongreß vorgestellt.

Sein Rekord, so meine ich, ist gar nicht so verblüffend, wie er im ersten Augenblick erscheint.

Zählen Sie mal mit, wenn Sie kauen: Sie werden sich wundern, wie oft Sie Ihren Unterkiefer in Bewegung setzen müssen, um einen Bissen gut einzuspeicheln: 30- bis 40mal. Es ist also keine Seltenheit, wenn wir während einer Mahlzeit etwa 800- bis 1000mal kauen.

Belohnt werden wir dafür gleich dreifach: Einmal durch den bessern Geschmack. Man erlebt das Essen intensiver. Zum zweiten wird man früher satt. Denn durch das gründliche Einspeicheln wird die Nahrung schon im Mund chemisch aufgeschlossen, die Sättigung beginnt früher. Drittens klappt die Verdauung besser. Je kleiner die Nahrungsteilchen, um so größer ist die Angriffsfläche für die Verdauungssäfte. Der Nahrungsbrei passiert Magen und Darm schneller, es kommt zu keinen unerwünschten Gärungs- und Fäulnisprozessen.

Andererseits ist Schlingen eine der Hauptursachen für Darmstörungen und für den »Gasbauch« und den »Kotbauch«, krankhafte Veränderungen, die starke Druckschmerzen hervorrufen.

Wenn ich sehe, wie eilige Geschäftsleute und Manager in den modernen Restaurants unserer Städte, oft im Stehen, ihr Schnellmenü herunterschlingen, kann ich mir vorstellen, wann ihr Magen im wahrsten Sinne des Wortes »sauer« reagiert.

Unseren Kindern predigen wir: »Nun kaut schön!«, so wie wir es selbst als Kinder gehört haben. Man sagte uns auch: »Gut gekaut ist halb verdaut.« Als Erwachsene aber nehmen wir das selbst nicht mehr so wichtig. Was wir unserem Magen zumuten, ist oft schon ein starkes Stück.

Im amerikanischen Werbefernsehen lief ein Zeichentrick-Spot, der die Unterhaltung eines Mannes mit seinem Magen zeigte. Der Mann beschimpfte ihn: »Warum quälst du mich so? Du knurrst, drehst dich mir im Leibe herum, weckst mich nachts auf und tust mir ständig weh!« Darauf der Magen: »Daran bist du selber schuld. Was mutest du mir auch zu! Was schlingst du in mich hinein – in großen, dicken Stücken, die ich nicht verdauen kann. Dann die Luft, die du literweise mit herunterschluckst. Ich hab' dann Schmerzen.«

Der Magen hatte recht. Ich habe aber meine Zweifel, ob die Wundermedizin, die ihm in diesem TV-Spot angeboten wurde, wirklich helfen konnte.

Besser ist es, die Fehler nervösen Essens von vorneherein zu vermeiden.

Um Magen und Darm zu schonen, um die Nahrung optimal zu verwerten, müssen wir uns beim Essen Zeit nehmen. Zeit, die wir dann später nicht beim Arzt verbringen müssen.

Es liegt an uns, ob der Mund tatsächlich zur »Pforte des Todes« wird oder zur »Pforte des Lebens«. Wir müssen ihn nur richtig einsetzen, das heißt: genügend mit ihm kauen.

3. Abends essen wie ein Bettler

Nach dem »Wie« des Essens ist das »Wann« von Bedeutung. Ich halte es für falsch, daß wir uns weniger vom Magen als von der Uhr leiten lassen.

Als ob Hunderttausende exakt auf die gleiche Minute richtigen Hunger verspürten, stürzen mittags die Menschen aus den Fabriken und Büros in die Kantinen und Restaurants. Oder weil die Uhr Kaffeezeit anzeigt, wird pausiert und gegessen.

Wie sehr solche Gewohnheiten den natürlichen Hungermechanismus aus- und den schon in der Kindheit eingedrillten Appetitmechanismus einschalten können, zeigt ein Experiment, das ein Psychologe auf einem Flug von New York nach Paris durchführte.

Morgens um 9 Uhr bekamen die Passagiere das Frühstück. Um 10 Uhr wurden sie aufgefordert, ihre Uhr vorzustellen. Und zwar der Zeitverschiebung entsprechend um drei Stunden. Die Uhren zeigten nun also ein Uhr mittags. Kurz darauf servierten die Stewardessen ein üppiges Mittagsmahl. Und obwohl sie gerade erst gefrühstückt hatten, griffen die meisten Passagiere, vor allem die fülligeren unter ihnen, wieder beherzt zu – sie waren es eben gewohnt, ihre Nahrungsaufnahme nicht vom Magen, sondern von der Uhr diktieren zu lassen.

Das Diktat der Uhr schafft aber noch andere Probleme.

Dreimal am Tag, morgens, mittags und abends, wird der Magen mit riesigen Portionen traktiert, die er kaum bewältigen kann. Er tut sich damit besonders schwer, weil in den verschiedenen chemischen Fabriken, die in unserem Organismus für die Verwertung der Nahrung zuständig sind, gleitende Arbeitszeit herrscht.

Eine ganze Anzahl chemischer Prozesse, die etwa die Umwandlung von Nahrung in verwertbare Energie oder den Abtransport nicht verwertbarer Schlacken betreffen, laufen etwa ab 15 Uhr nur noch mit halber Kraft oder werden ganz eingestellt.

Das bedeutet: Wir verdauen nicht mehr richtig. Nahrung, die nur mangelhaft verdaut wird, wird zur Nahrung für schädliche Bakterien, die das Darmmilieu in einen krankhaften Zustand versetzen.

Aber während unser Verwertungsmechanismus gedrosselt wird, essen wir munter weiter. Besonders abends, wenn die Chemiewerke in unserem Körper längst Feierabend haben, packen wir uns mit fester und flüssiger Nahrung voll. Oft dazu noch mit schwer verdaulicher, wie etwa mit Nüssen und Alkohol. Da hilft auch nicht viel, daß die Leber laufend Sonderschichten fährt.

Wir helfen unserem Organismus, wenn wir ihn vom Nachmittag an durch weniger essen entlasten. Der alte Spruch, wir sollen frühstücken wie ein Kaiser, zu Mittag essen wie ein König und zu Abend essen wie ein Bettler, hat schon seinen tieferen Sinn.

Ich plädiere dafür, zwischendurch – also zwischen den von der Uhr diktierten Mahlzeiten – etwas zu essen, immer dann, wenn der Magen »ruft«. Etwa einen Apfel. Oder ein paar Mohrrüben. Oder ein belegtes Brot. Dann essen wir automatisch bei den folgenden »größeren« Mahlzeiten weniger. Magen und Darm werden so entlastet.

Wir sollten uns auch von der törichten Sitte verabschieden, den Teller immer »leer« zu essen.

Ich wundere mich, daß immer noch Eltern ihre Kinder mit dem Märchen traktieren: »Iß den Teller leer, damit es schönes Wetter gibt . . .« Solche Kinder werden nicht nur enttäuscht, wenn es trotz der blankgegessenen Teller regnet, sie werden auch dazu erzogen, über den Appetit zu essen. Trauriges Ergebnis: Sie werden dicker, ihre Fettzellen vermehren sich.

In einer großangelegten Reihenuntersuchung wurde das bestätigt. Die Ernährungsforscher Dr. J. Knittel und Dr. J. Hirsch entnahmen 200 Kindern mit Übergewicht und 200 Kindern mit Normalgewicht Fettgewebe. Beim Auszählen stellte sich heraus, daß die dicken Kinder wesentlich mehr Fettzellen aufwiesen.

Aus Rattenexperimenten wissen wir, daß Fettzellen auch bei einer Abmagerungskur nicht weniger werden. Ißt ein Mensch mit vielen Fettzellen nach einer solchen Kur wieder richtig, so verlangen sie danach, wieder »aufgefüllt« zu werden. Er ißt mehr als jemand, der weniger Fettzellen hat. Er nimmt also schneller wieder zu.

Eltern haben es weitgehend in der Hand, ob ihre Kinder zum verspotteten »Dickerchen« werden – und später zum gesundheitlich gefährdeten Dicken – oder nicht.

4. Die Gretchenfrage: Wieviel dürfen wir wiegen?

Die vielen Berichte über das, was Übergewicht, was Normalgewicht und was Idealgewicht ist, haben die meisten Menschen mehr irritiert als informiert.

Ein 56jähriger Ingenieur hielt bei seiner Körpergröße von 1,81 Meter ein Gewicht von 125 Kilogramm für normal! Bei seiner merkwürdigen Berechnung zog er sein Alter von seiner Körpergröße ab. Er muß dabei einiges durcheinandergebracht haben, denn eine solche Formel gibt es nicht.

Richtig dagegen ist folgende Formel, nach der man das Normalgewicht errechnen kann: Körpergröße mal mittlerer Brustumfang, geteilt durch 240.

Weniger kompliziert ist die sogenannte Broca-Formel, die ihren Namen von dem französischen Arzt

Broca hat: Körpergröße in Zentimetern, abzüglich einen Meter. Nehmen wir als Beispiel den 181 Zentimeter großen Ingenieur. Zieht man von seiner Größe einen Meter ab, bleibt die Zahl 81 – soviel Kilo darf er nach Broca wiegen. Man bezeichnet das auch als Normalgewicht.

Ich plädiere jedoch dafür, ein Idealgewicht anzustreben, das beim Mann um 10 Prozent, bei der Frau um 15 Prozent unter dem Normalgewicht liegt. Der Ingenieur dürfte demnach nur 72,9 Kilo wiegen – statt der selbstverordneten 125 Kilo.

Hätten wir alle so ein ideales Gewicht, wir wären ein Volk von Schlanken – und Gesunden. Alle über Hundertjährigen im Bundesgebiet sind schlank, ja zumeist sogar untergewichtig.

Ich weiß: Gegen das Idealgewicht hat ein wahrer Sturmlauf eingesetzt. Nicht nur die Dicken, auch viele Ärzte, die es für utopisch halten und von Ernährungsfragen leider nicht allzuviel verstehen, wollen es ins Wanken bringen.

Ich kenne die Argumente. Etwa dieses: Jene amerikanische Versicherungsgesellschaft, die zum erstenmal in einer Tabelle festhielt, welches Gewicht ein Mensch im Verhältnis zu seiner Körpergröße haben müsse, um voraussichtlich die größte Lebenserwartung zu erreichen, habe sich bei der Festsetzung der Normen (die nahe an das Idealgewicht heranreichen) geirrt: Man habe dabei nicht berücksichtigt, daß die untersuchten Personen Kleider und Schuhe angehabt hätten. Man müsse das Idealgewicht also »höher« ansetzen. Oder: Das Idealgewicht sei zu streng bemessen, etwas fülligere Menschen fühlten sich wohler. Oder: Mit dem

Idealgewicht würde man aus gesunden Dicken nur kranke Dünne machen.

Mich überzeugt das alles nicht. Schlicßlich weiß ich aus langjähriger Erfahrung, wie »gesund« Dicke wirklich sind und welche körperlichen Katastrophen Übergewicht auslösen kann. Ich habe aber noch niemals gehört, daß das Idealgewicht schädlich ist.

Deshalb mein Rat: Wehret den Anfängen. Jedes Pfund über das Idealgewicht hinaus ist ein Schritt in die falsche Richtung – hin zum Übergewicht.

Ich beobachte außerdem nicht nur, wie sich verschiedene Krankheiten und Beschwerden bessern, wenn jemand sich zum Idealgewicht durchgekämpft hat. Ich kann selbst als Zeuge für das Idealgewicht auftreten: Seitdem ich schon vor Jahren 40 Pfund abgespeckt habe, fühle ich mich vitaler und gesünder denn je.

Um sich am Idealgewicht vorbeizuschwindeln, billigt sich manch einer freigebig Zuschläge zu. Er sagt zum Beispiel: »Bei mir muß das Gewicht höher liegen – ich habe einen schweren Knochenbau.«

Irrtum. Es gibt keine schweren und leichten Knochen, es gibt lediglich breitere und schmalere. Der Unterschied zwischen breiten und schmalen Knochen beträgt höchstens zwei Kilogramm, in der Regel aber kaum mehr als ein bis zwei Pfund. Wiegt man zum Beispiel 50 Leichen von 1,70 Meter großen Männern, so gibt es nur geringfügige Unterschiede im Skelettgewicht.

Eine andere Ausrede vor sich selbst: »Ich habe eine Drüsenstörung – deshalb bin ich so dick.«

Vermutlich ebenfalls ein Irrtum. Von 100 Dicken haben nur drei gestörte Drüsen und sind deshalb sicher längst in ärztlicher Behandlung. Die »Störung« der 97 anderen: Sie essen falsch.

5. Die neue Formel: »IdR« – Iß das Richtige

Wer sich mit dem richtigen Essen beschäftigt, muß sich vor allem auch fragen: Warum essen wir eigentlich?

Wir essen, um unseren Körper mit der notwendigen Energie zu versorgen. Ohne sie könnten wir unsere Muskeln, Sehnen und Gelenke, unseren Kreislauf, unsere Verdauung und unser Denken nicht ankurbeln und in Schwung halten. Genuß und Geschmack sind angenehme Begleiter, aber keineswegs für unser Leben wichtig. Im Gegenteil: Sie können zur Gefahr werden.

Übergewicht entsteht dadurch, daß wir zuviel Nahrung aufnehmen oder zuwenig Energie verbrauchen. Oder natürlich, wenn beides gleichzeitig geschieht.

Die nicht verbrauchte Energie wird vom Körper in Fett umgewandelt und in Reservedepots abgelegt – als erstes an Bauch und Hüften. Sie belasten unseren Organismus auf Dauer als krankmachende Schlacken.

War in früheren Zeiten Hunger der »Auslöser« fürs Essen, gibt es in unserer hochzivilisierten Welt eine Reihe von Eßsignalen, die den Hunger abgelöst haben und unsere Sinneslust wecken: die raffinierte Werbung mit Grill-Partys, ein einladend gedeckter Tisch, die verlockenden Angebote in den Supermärkten, appetitliche Verpackungen. Sie regen den Appetit an und »unterlaufen« so das Sättigungsgefühl.

Mit anderen Worten: Äußere Reize verführen uns dazu, uns mit einem Übermaß an Nahrung vollzupakken.

Doch wir können damit immer weniger anfangen. Denn nicht nur die Eßgewohnheiten, auch die Arbeitsgewohnheiten haben sich im Laufe weniger Generationen radikal geändert. Wir sind fast alle Sitzmenschen geworden, wir wenden bei der Arbeit kaum noch Kraft auf.

Das belegen folgende Zahlen: Von 1882 bis 1970 stieg der Anteil von Leichtarbeitern in Deutschland von 21 auf 66 Prozent. Der Anteil von Schwerarbeitern aber sank in diesem Zeitraum von 26 auf 8 Prozent. (Mitgeteilt von Prof. Karl Schöffling.)

Und dennoch essen wir drauflos, als müßten wir tagtäglich noch Axt und Hammer heben und nicht Lineal und Kugelschreiber.

»Von einem Viertel dessen, was wir essen, leben wir – von den übrigen drei Vierteln leben die Ärzte«, sagten schon die alten Ägypter, die noch mehr und härter arbeiten mußten als wir.

Das Schlagwort »FdH«, Friß die Hälfte, müßte also richtiger heißen: »FeV«, Friß ein Viertel. Noch klüger erscheint mir aber das neue Schlagwort »IdR«, *Iß das Richtige,* das wir viel mehr beherzigen sollten.

Was ist das Richtige? Darüber streiten sich die Gelehrten. Um uns ist ein Schilderwald von Verboten, Warnungen und Richtlinien aufgestellt. Es wird mehr von dem geredet, was wir *nicht* essen dürfen, als von dem, was uns gut tut. Eine schreckliche Vision ist für mich der Tag, an dem wir bei jeder Mahlzeit einen vereidigten Lebensmittelchemiker mit zu Tisch bitten müssen.

Reden wir also von dem, was wir essen sollten, ohne uns von der unbestritten notwendigen Diskussion um die zunehmende Verseuchung unserer Böden und Gewässer den letzten Nerv töten zu lassen.

Es gibt ein paar einfache Grundregeln, die ein Wegweiser in Richtung gesunde Ernährung sein können. Soweit wir das jedenfalls selbst in der Hand haben.

Die wichtigste Regel lautet: Wir sollten eine möglichst abwechslungsreiche Kost mit einem hohen Anteil an Frischkost essen. Warum das so wichtig ist, werde ich noch erläutern.

Für den Betrieb unseres Körpers brauchen wir einen Brennstoff, der sich aus drei Grundnährstoffen zusammensetzt: Kohlenhydraten, Eiweiß und Fett.

Kohlenhydrate essen wir mit Kartoffeln und Reis, mit Obst und Gemüse, mit Brot und allen anderen Mehlprodukten. Sie gehören in ihren meisten Erscheinungsformen zu den wichtigsten Lieferanten von Vitaminen, Mineralstoffen und Spurenelementen. Doch wir haben es leider zu oft mit »leeren« Kohlenhydraten zu tun, denen durch physikalische und chemische Verfahren die lebendigen Bestandteile entzogen worden sind. Mit einzelnen, dem Zucker und dem Mehl, werde ich mich noch eingehender befassen.

Eiweiß gilt als der wichtigste Nährstoff. Ohne Kohlenhydrate und Fett können wir überleben, ohne Eiweiß nicht. Unser Körper kann die lebensnotwendigen Aminosäuren, aus denen das Eiweiß besteht, nicht selber herstellen. Da laufend körpereigenes Eiweiß verbraucht wird, müssen wir ständig für Nachschub von außen sorgen. Die erforderliche Menge: täglich mindestens ein Gramm pro Kilo Körpergewicht. In tierischem Eiweiß, also in Milch, Fleisch, Fisch, Eiern und Käse, sind besonders hochwertige Aminosäuren enthalten. Deshalb sollte mindestens ein Drittel unseres täglichen Eiweißbedarfs daraus gedeckt werden.

Sichtbare *Fette* sind Butter, Margarine, Öl, Schmalz und Speck. Unsichtbare Fette finden wir in Wurst, Käse, Kuchen und Konfekt. Wenn der Körper kein Fett erhält, kann er es selbst bilden – aus Kohlenhydraten. Nur das hoch ungesättigte Fett mit den essentiellen Fettsäuren – vor allem der Linolsäure – kann er ausschließlich über die Nahrung beziehen. Unser Fettbedarf liegt täglich bei etwa 70 Gramm. Wir nehmen aber durchschnittlich 130 Gramm zu uns. Zusammen mit den reichlich genossenen Kohlenhydraten führt das zu einem Zuviel an Kalorien. (Eine Kalorie ist die Wärmemenge, mit der man ein Gramm Wasser um ein Grad Celsius erwärmen kann.)

Die Bundesbürger würden im Durchschnitt mit 2200 bis 2400 Kalorien pro Tag auskommen – wir leisten uns pro Kopf aber 3000 Kalorien. Da wir sie nur zum Teil verwerten können, führt das zur Schlackenbildung – unsere »fetten« Sorgen beginnen.

Ich komme nun auf die Notwendigkeit der Frischkost zurück. Sie enthält Vitalstoffe, die sozusagen das Streichholz für unsere Energieflamme sind.

Denn die Energieträger Kohlenhydrate, Eiweiß und Fett können in unserem Körper nur unter Mitwirkung dieser Vitalstoffe – man bezeichnet sie auch als Biokatalysatoren – abgebaut werden. Sie bestehen aus Vitaminen, Mineralstoffen, Spurenelementen, Fermenten, Fettsäuren, Aromastoffen und noch unbekannten Frischwerten, die für die Energieumsetzung von Bedeutung sind.

Bei gesundem Stoffwechsel mit genügend Vitalstoffen wird die Nahrung vollständig, das heißt schlackenfrei abgebaut. Fehlen die Vitalstoffe, hapert es mit dem Abbau. Schlacken bilden sich, führen zu Ablagerungen.

Also holen wir uns mit der Frischkost möglichst viele dieser wichtigen Vitalstoffe! Frischkost, damit meine ich Frischobst und Frischgemüse, gemahlene Getreidekörner und Getreidekeime, rohe Eier, Frischmilch und Quellwasser, Nüsse und Oliven.

Damit will ich allerdings nicht predigen, daß wir fortan nur noch zwischen Rohkost und Reformhaus hin und her pendeln sollen oder daß wir als ständig Nüsse kauende Asketen über die Trimm-dich-Pfade traben. Wer mag auch schon unentwegt vitale Rohkost essen? »So viel Gesundheit kann doch gar nicht gesund sein«, meinte schon Karl Valentin. Auch ich halte jeden Gesundheitsfanatismus für ungesund. Das richtige Maß ist wichtig.

Keinem sollte es schwerfallen, statt Fleischsalat frischen Salat zu essen, statt Kondensmilch frische Milch zu nehmen und statt Konserven die frischen Gemüse der jeweiligen Jahreszeit.

Der gesunde Mensch, der keine Beschwerden hat, sollte im übrigen essen, was ihm schmeckt. Ich gönne ihm seinen Schweinebraten und seine Gänsekeule mit Knödel. Er braucht nicht jedesmal eine Kalorien- und Jouletafel aus der Tasche zu ziehen, solange er allgemein eine abwechslungsreiche, frische, vollwertige Kost ißt und nicht in zu großen Mengen.

Wofür allerdings jeder sorgen sollte: daß seine tägliche Nahrung genügend tierisches und pflanzliches Eiweiß enthält, daß das Fett darin reduziert und daß sie nicht mit »leeren« Kohlenhydraten belastet ist.

6. Warnung vor zwei »Toten«: Zucker und Mehl

Udo Jürgens sang einst: »Aber bitte mit Sahne . . .« Eine spöttische Aufforderung. Ich möchte sie umdrehen: »Aber bitte ohne Sahne!« Warum?

Zucker, mit dem gerade die in dem Spottlied gemeinte Schlagsahne oft angereichert wird, ist von der Ernährungswissenschaft als einer der bedeutendsten Risikofaktoren für unsere Gesundheit erkannt worden.

Einige der Experten fordern deshalb eine Herabsetzung der täglichen Höchstmenge von 100 auf 50 Gramm, andere möchten das »süße Gift«, das uns ja außer in Sahne auch in Form von Kuchen und Keksen, von Torten und Teigwaren, von Bonbons und Schokolade begegnet, sogar ganz verbieten.

Dagegen stehen die eindrucksvollen Gegenargumente anderer Experten und natürlich der Zuckerindustrie. Zucker, so heißt es da, sei lebensnotwendig. Der Körper brauche ständig Zucker, um Energie gewinnen zu können. Nicht umsonst hätten wir ja im Blut einen hohen Zuckerspiegel.

Wer hat nun recht?

Als erstes möchte ich dazu sagen, daß Zucker nicht gleich Zucker ist. Wir müssen unterscheiden zwischen dem naturbelassenen Zucker, etwa dem Zuckerrohr, und dem Fabrikzucker, dem durch die Raffinade seine natürlichen, für die Gesundheit wertvollen Stoffe entzogen worden sind.

Dafür zwei eindrucksvolle Beispiele.

In verschiedenen Ländern der Dritten Welt essen die Einwohner täglich etwa zwei Kilo Zuckerrohr. Das ist mit etwa 350 Gramm raffiniertem Zucker zu vergleichen. Dennoch richtet diese Menge bei ihnen keinerlei Schäden an, wie sie sonst nach Zuckergenuß beobachtet werden. Sie sind im Gegenteil ausgesprochen gesund.

Dagegen wurde bei Rattenversuchen festgestellt, daß mit Fabrikzucker gefütterte Ratten nicht nur mit mehr Krankheiten reagierten als eine Gruppe mit Stärke gefütterter Ratten, ihre Lebenserwartung war auch erheblich kürzer. Auf den Menschen umgerechnet: von 70 auf 51 Jahre.

Das hat die bange Frage aufgeworfen, wann wir soweit sind wie die Ratten. Was bei diesen Tieren wegen ihrer schnellen Generationsfolge schon nach ganz kurzer Zeit sichtbar wird, dauert beim Menschen mehrere Jahrhunderte.

Aber auch der Mensch zeigt schon gefährliche Veränderungen, die der Zuckergenuß in seinem Organismus hervorruft.

Karies, Krampfadern und Hämorrhoiden sind noch

die harmlosesten. Bedrohlicher: Magengeschwüre, Zwölffingerdarmgeschwüre, Arterienverkalkung und Herzinfarkt.

Die Ursache solcher Veränderungen, die tödlich enden können: Weil der raffinierte Zucker die erforderlichen Begleitstoffe nicht mehr aufweist, muß er sie sich bei seinem Abbau im Stoffwechsel aus dem Gewebe holen. Hoher Zuckerkonsum bringt deshalb den Verwertungsmechanismus durcheinander und schwächt das Gewebe.

Was der Körper an Zucker braucht, also Traubenzucker und Fruchtzucker, holt er sich aus der Stärke, die ihm zugeführt wird. Dieser Zucker wird durch ein feines Regelsystem ins Blut eingeschleust. Das schwallartige Einströmen von raffiniertem Zucker dagegen führt zu Überforderungen.

Ähnlich ist es mit dem Weißmehl, dessen dauernder Genuß nach Überzeugung der Verfechter einer natürlichen Lebensweise zur Gewebsverarmung führt, der Vorstufe zu chronischen Krankheiten.

Um weißes Mehl – ein sogenanntes Auszugsmehl – herzustellen, wird der Keim, also das eigentlich Lebendige, vom Mehlkörper abgetrennt. Er wandert in die Viehfütterung. Bei diesem Prozeß wird 85 Prozent des Gehalts an Vitamin B und 100 Prozent des Gehalts an Vitamin E vernichtet. Des weiteren 75 Prozent von Kalium, Phosphorsäure, Eisen und Kupfer. Auch der kristallene Zucker hat alle Vitamine verloren. Er ist »tot«.

Trotz seiner langen »Sündenliste« ist der Zucker aber ein »Hit« unter den Nahrungsmitteln. Denn es gibt Menschen, die genauso süchtig Süßigkeiten essen wie andere trinken oder rauchen. Das ist einer der Gründe, warum bei uns der Zuckerverbrauch steil anstieg – von etwa 20 Kilo pro Kopf im Jahr 1950 auf über 40 Kilo pro Kopf im Jahr 1975.

Das ist allerdings nur der Durchschnitt. Was einzelne Spitzenverbraucher an Zucker konsumieren, ist dabei nicht erfaßt.

Wissenschaftler sprechen von einer »Zuckersucht« in der Bundesrepublik, die selbst die Drogensucht noch in den Schatten stelle.

Ich weiß: Trotz aller guten Argumente gegen den Zucker ist es nicht leicht, mit dem Naschen Schluß zu machen. Das hat Gründe, die bis in unsere ersten Lebenstage zurückreichen.

Wenn wir etwa ein Stück Torte oder Schokolade essen, geht es uns um einen schnellen »oralen Lustgewinn«. So wie damals, als wir an der Mutterbrust gestillt wurden oder an der Flasche nuckelten. Dabei stillten wir nicht nur den Hunger, wir haben zugleich auch die Liebe, die Wärme, die Geborgenheit der Mutter gesucht. Diese glückliche Zeit wollen wir uns zurückholen, wenn wir naschen. Es geht uns also weniger um Sättigung als um seelische Befriedigung. Wir greifen zu Süßigkeiten, wenn wir uns vernachlässigt oder lieblos behandelt fühlen, wenn wir uns nach Liebe und Wärme sehnen: Der Schokoladenpudding als Ersatz für die Mutterbrust.

Das heißt: Wer nascht, verhält sich wie ein Kind. Um vom Gezuckerten loszukommen, muß er »erwachsen« werden. Und sich seine Freude, seinen Lustgewinn woanders holen.

Für den Übergang können vielleicht kleine Tricks helfen: Stecken wir uns zum Beispiel Rosinen statt Bonbons in den Mund, und probieren wir es mal mit Datteln statt mit Marzipan.

Denken Sie auch daran, um wieviel besser Sie im Sommer in der Badehose oder im Bikini aussehen, wenn Sie der Sachertorte und der Sahne »Adieu!« gesagt haben.

7. Ein Plädoyer für die Butter

Um die Frage »Butter oder Margarine?« gibt es seit langem ein wissenschaftliches Pingpongspiel zwischen den Professoren.

Die einen warnen vor der Butter. Die anderen warnen vor der Margarine. Und jede Seite führt ganze Stapel von Gutachten, Untersuchungen und Statistiken ins Feld. Der Verbraucher steht verwirrt zwischen den Fronten. Was soll er auf sein Brot schmieren? Wem soll er glauben?

Ich möchte ihn nicht noch weiter verwirren, sondern ihm helfen, auch wenn ich zunächst eine Warnung ausspreche: gegen einen übermäßigen Fettverbrauch.

Denn erwiesen ist bisher nur, daß ein *überhöhter* Fettverbrauch im Zusammenhang mit dem besorgniserregenden Ansteigen der Herzinfarkte und der arteriosklerotischen Gefäßveränderungen steht.

Warum aber allein die Butter schuld daran sein soll, will mir nicht einleuchten. Denn in den letzten Jahren hat sich vor allem der Verbrauch an pflanzlichen Fetten, an Margarine, erhöht. Je mehr Margarine gegessen wurde, um so mehr Herzinfarkte wurden gezählt.

Logischerweise müßte es demnach also nicht heißen: Fort mit der bösen Butter, sondern: Fort mit der Margarine!

Natürlich gilt es zu berücksichtigen, daß Statistiken noch lange nichts über Ursache und Wirkung aussagen. Ich will auch nicht jene Arbeiten bezweifeln, die zu dem Schluß kommen, daß der Verzehr ungesättigter Fette – wie der Butter – ohne gleichzeitigen Vitamin-E-Schub das Risiko erhöht, an Arteriosklerose zu erkranken. Der Genuß von Frischmilch allerdings soll dieses Risiko senken.

Aber treibt uns die Butter wirklich dem Infarkttod in die Arme?

Nehmen wir einmal an, die Butter säße in einem Prozeß auf der Anklagebank, wegen fahrlässiger Körperverletzung mit Todesfolge. Ein um Objektivität bemühter Verteidiger könnte in seinem Plädoyer etwa folgendes sagen:

»Hohes Gericht! Als Kronzeuge gegen die Angeklagte ist hier von der Gegenseite das Cholesterin ins Feld geführt worden.

Weil die Butter ein gewisses Maß an Cholesterin enthält, die Margarine aber davon frei ist, wird sie verteufelt. Zu Unrecht. Ich werde beweisen, daß hier ein Vorurteil das Urteil schon vorwegnehmen soll. Denn das Cholesterin ist nicht gefährlich.

Richtig ist: Es hat im menschlichen Organismus lebenswichtige Funktionen. Es ist in allen Körperbausteinen vorhanden. Es sorgt für den Aufbau der Zellwände, für die Produktion der Geschlechtshormone, für die Energieproduktion des Herzmuskels und für vieles andere mehr.

Der Körper stellt selbst Cholesterin her, aus der Leber, aus dem Darm, aus der Haut. Nehmen wir Cholesterin mit der Nahrung zu uns, wird die körpereigene Produktion gedrosselt.

Mehr als etwa ein halbes Gramm Cholesterin kann unser Körper ohnehin nicht aus dem Darm resorbieren, also ins Blut aufnehmen. Denn dann tritt im gesunden Organismus eine wirkungsvolle Sperre in Kraft. Überflüssiges Nahrungscholesterin wird auf natürlichem Weg wieder ausgeschieden.

Zur Entlastung des Cholesterins möchte ich hier weiter anführen: Der Körper produziert täglich ein bis zwei Gramm – also weitaus mehr, als er aus der Nahrung aufnimmt. Es ist also beinahe schon ein Kunststück, wenn man bei einem gesunden Erwachsenen durch die Zufuhr von Cholesterin auf Dauer einen erhöhten Cholesterinspiegel erzeugen will.

Die Butter, die hier angeklagt ist, liefert zudem zusammen mit Milch und Käse nur ein Fünftel der täglichen Menge Nahrungscholesterin. Das meiste Cholesterin stammt vom Fleisch. Es besteht also kein Grund, die Butter zu verurteilen.«

Ein solches Plädoyer entspräche den neuesten Erkenntnissen über die Lebensnotwendigkeit des Cholesterins und über den Infarktschutz durch die im Cholesterin enthaltenen Anteile der hochverdichteten Lipoproteide.

Ich will keinesfalls behaupten, daß ein auf Dauer überhöhter Cholesterinspiegel der Gesundheit eines Menschen nicht schade. Ohne Zweifel ist er ein ernstzunehmender Hinweis auf eine Störung. Die Ursache dieser Störung ist aber gewiß nicht der Verzehr von Butter. Es gibt Hinweise, daß der erhöhte Cholesterinspiegel durch eine Hemmung bei der Umwandlung von Cholesterin zu Gallensäuren erzeugt wird. Auch ein Überkonsum an Vitamin D als Auslöser wäre denkbar. Die Werbung für Margarine mit Vitamin-D-Zusätzen macht mich deshalb nachdenklich.

Mein Fazit: Ich sehe nicht ein, warum wir von der Butter zur Margarine überlaufen sollen, nachdem die Menschheit seit über 5000 Jahren mit der Butter doch gut gefahren ist.

Mir ist lieber, wenn die Natur Pflanzen zu Fett verwandelt und nicht die Technik.

Ich selbst esse Butter – und ich fühle mich wohl dabei.

8. Wenn man ein paar Pfund zuviel loswerden will

Shakespeare warnt in einem seiner Stücke einen Dikken: »Lasse ab vom Schlemmen, wisse, daß das Grab dir dreimal weiter gähnt als anderen Menschen . . .«

Wer im Spiegel oder auf der Waage erkennt, daß er dem Kaloriengrab wieder einen Schritt näher gekommen ist, sucht sein Heil oft bei einer Schlankheitsdiät. Solche Diäten gibt es inzwischen in kaum noch überschaubarer Zahl. Sie wirken entweder dadurch, daß sie Kalorien einsparen. Man nimmt dann im Laufe des Tages nur so viel Kalorien zu sich, wie für den

Grundumsatz, den Stoffwechselbedarf in Ruhe, nötig sind.

Oder sie wirken dadurch, daß man vor allem Eiweiß oder Fett ißt, während die Kohlenhydrate weitgehend weggelassen werden. Dem Körper wird so der Brennstoff entzogen, denn man geht davon aus, daß vor allem die »leeren« Kohlenhydrate dick machen.

In der Regel wendet man die Diäten nur an, um rasch ein paar Pfund loszuwerden und dann wieder weiter zu schlemmen. Ich akzeptiere sie deshalb nur als Hilfsmaßnahmen. Im übrigen plädiere ich dafür, daß wir unser Gewicht durch richtiges Essen im Griff halten: vernünftige Ernährung statt Diät.

Hier einige Anmerkungen zu den bekanntesten Schlankheitsdiäten:

NULL-DIÄT: Radikalkur mit totalem Fasten. Erlaubt sind nur kalorienfreie Getränke, mindestens drei Liter pro Tag, sowie Vitamintabletten. Höchst gefährlich! Sollte nur unter ärztlicher Kontrolle durchgeführt werden.

PUNKTE-DIÄT: Wurde von der früheren Tänzerin Erna Carise entwickelt. Schränkt die Kohlenhydrate ein. Erlaubt zwischen 40 und 60 Gramm pro Tag. Basis: Eiweiß, Fett sowie Alkohol. Ebenfalls gefährlich. Viel Eiweiß führt zum Ansteigen der Harnsäure im Blut.

HOLLYWOOD-KUR: Radikalkur mit harten Eiern, Grapefruit und Salat. Basiert auf viel Eiweiß, wenig Fett und wenig Kohlenhydraten. Etwas für Roßnaturen. Gefährlich! Der Erfolg meist von kurzer Dauer.

MAYO-DIÄT: Ähnlich wie die Hollywood-Kur. Es darf zusätzlich ganz mageres Fleisch gegessen werden. Auch Toast ist erlaubt.

KARTOFFEL-DIÄT: Man ißt einige Tage ausschließlich Kartoffeln. Jeweils etwa zwei Pfund. Getränk ist der Kartoffelsaft. Trotz der Menge nimmt man wenig Kalorien, aber viel Mineralstoffe und Vitamine auf. Bedenklich nur, wenn man die Diät über Wochen macht. Es gibt weniger strenge Variationen mit Quark, Fleisch und Salat.

ATKINS-DIÄT: Wurde von dem New Yorker Arzt Dr. Atkins entwickelt. Sie verspricht, daß man abnehmen kann, ohne sich beim Essen einschränken zu müssen. Doch Vorsicht: Durch Verbot von Kohlenhydraten und Erlaubnis von Fett und Eiweiß »soviel man will«, kommt es zu gefährlichen Mangelerscheinungen. Sie können zum Nierenversagen und zum Herzinfarkt führen.

TRENN-KOST: Wurde von dem amerikanischen Arzt Dr. Hay entwickelt. Eiweiß und Kohlenhydrate werden getrennt. Sie dürfen nicht zusammen gegessen werden. Nicht unumstritten. Vorteil: Naturbelassene Nahrungsmittel werden bevorzugt. Fett darf bei jeder Mahlzeit gegessen werden, aber nicht ohne reichlich Obst und Gemüse.

MANAGER-DIÄT: Eine milde Diät. Kohlenhydrate werden eingeschränkt, aber nicht völlig gestrichen. Zum Frühstück sind sie erlaubt, mittags und abends werden sie möglichst gemieden. Auch hierbei generell eine Trennung von Kohlenhydraten und Eiweiß. Obst und Obstsäfte – zuviel Kalorien! – werden durch die Vitaminträger Obstessig und Honig ersetzt.

9. Mein 10-Punkte-Programm für das richtige Essen

Die Klugheit beginnt in der Küche, sagte der Philosoph Friedrich Nietzsche. Und der Volksmund meint: »Wer klug ist, ißt klug!«
Nun ist es nicht immer einfach, klug zu sein, wenn Kopf und Magen, Verstand und Appetit im Widerstreit liegen. Viele Menschen meinen, daß richtig essen heißt, möglichst das »Beste« zu essen. Also das Teuerste, die veredelte, die verfeinerte Kost.
Ich möchte daran erinnern, daß solche Kost einst die Reichen und Mächtigen aßen, die sie sich leisten konnten. Gerade diese Schicht aber kränkelte zumeist, degenerierte rasch und benötigte immer wieder eine »Blutauffrischung« aus dem einfachen Volk, das wegen seiner beschränkten Verhältnisse gezwungen war, die einfache, natürliche Kost zu essen.
Richtig essen ist also keine Frage des Geldbeutels, sondern der richtigen Auswahl. Aber natürlich auch der richtigen Eßgewohnheiten. Mit meinem 10-Punkte-Programm möchte ich dazu zusammenfassend einige Anregungen geben:

1. Essen Sie nicht zu fett. Zuviel Fett, gleich in welcher Form, schadet unserem Organismus. Er wird gezwungen, die Überschüsse abzulagern: in den Gefäßen, am Bauch und an den Hüften.

2. Essen Sie nicht zu süß. Zucker enthält »leere« Kohlenhydrate. Sie sind die gefährlichsten Dickmacher und bedrohen unser Herz. Schon bis zum 20. Lebensjahr essen wir etwa 25 Sack Zucker.

3. Essen Sie möglichst viel Frischkost. Durch sie werden dem Körper alle wichtigen Bausteine in ihrer ursprünglichen Form zugeführt. Damit können Sie auch die Sünden künstlich erzeugter Kost – zum Beispiel Konserven – teilweise wieder ausgleichen.

4. Essen Sie nicht zuviel. Man kann auch an einem Zuviel an Quellwasser und Vollkornbrot erkranken. Zu große Mengen an Nahrungsenergie überbeanspruchen u. a. auch die Bauchspeicheldrüse. Das kann Diabetes auslösen.

5. Kauen Sie gründlich. Je häufiger Sie jeden Bissen im Mund herumdrehen, um so besser verwerten Sie die Nahrung. Und um so weniger müssen Sie essen, um satt zu werden.

6. Essen Sie zu Hause immer nur an dem gleichen Eßplatz – also nicht etwa auf der Couch beim Fernsehen.

7. Trinken Sie vor jedem Essen ein Glas Wasser. So werden Sie schneller satt.

8. Nehmen Sie sich bei jeder Mahlzeit nur einmal etwas auf den Teller. Sind Sie auswärts Tischgast und legt man Ihnen zuviel vor, haben Sie den Mut, etwas auf dem Teller zu lassen.

9. Verlassen Sie sich mehr auf Ihren Magen als auf die Uhr. Essen Sie lieber fünf kleine Mahlzeiten als drei große.

10. Räumen Sie nach dem Essen alle eßbaren Dinge aus Ihrem Gesichtsfeld. So gehen Sie Verlockungen, denen wir allzu leicht erliegen, aus dem Weg.

Und noch ein Rat zum Schluß: Schreiben Sie mal einen Tag lang auf, was Sie essen und wie Sie es essen. So lernen Sie am besten Ihre Eßgewohnheiten kennen – und können sie ändern.

Vierte Säule: Richtig bewegen

1. Der Feind, der uns träge macht

Das kann morgen auch Ihnen passieren: Ein Bus fährt ab. Ein Mann läuft hinterher. Doch ehe er ihn erreicht, greift er sich an die Brust, taumelt. Mitten auf der Straße bricht er zusammen. Herzinfarkt!

In der Intensivstation einer Münchener Universitätsklinik wird er gerettet. Die Ärzte stellen fest, daß sein Herz ausgesprochen klein ist: ein »Faulenzerherz«. Der Mann, ein Büroangestellter, war der Belastung des kurzen Laufs nicht gewachsen.

Wie ihm geht es vielen Menschen im Bundesgebiet. Jeder zweite Patient, der in die Sprechstunde eines Arztes kommt, leidet unter Bewegungsmangel. Jeder zweite Kranke ist in Gefahr, Opfer des Herztodes zu werden.

Wir haben fast alles erreicht. Statt in Höhlen wie unsere Vorfahren leben wir in bequemen Wohnungen. Der Gang zum Kühlschrank ersetzt die Jagd. Der Griff ins Obstfach das Bäumeklettern. Lift und Auto ersetzen das Laufen. Mit einem Knopfdruck bewegen wir Lasten, die früher viele Männer tragen mußten. Die Technik hat uns fast jede körperliche Bewegung abgenommen.

Dadurch haben wir viel verloren.

Denn ein Organismus, der nicht beansprucht wird, erschlafft allmählich. Herz und Lunge verlieren an Volumen und damit an Funktionstüchtigkeit. Die Gefäße werden spröde. Die Muskeln büßen an Spannkraft ein. Man fühlt sich »alt« – und wenn man nicht gegen den Bewegungsmangel angeht, ist man es auch bald. Der Feind der Beweglichkeit ist die Bequemlichkeit. Sie steckt wie ein Teufel in uns. Sie verführt uns dazu, daß wir lieber sitzen als stehen, lieber liegen als sitzen, lieber fahren als laufen.

Wem es gelingt, diesen Feind zu besiegen, kann tatsächlich ein »anderer« Mensch werden: mit mehr Energie, mehr Abwehrkraft, mehr Lebensfreude.

Er drückt sich nicht mehr vor dem Gehen. Er bekommt beim Treppensteigen keine wackligen Knie. Er schwitzt nicht mehr vor Anstrengung beim Wagenwaschen oder beim Rasenmähen. Sein Herz rast nicht mehr bei der geringsten Belastung.

Statt dessen: Er verliert seine Müdigkeit und einige Kilo Übergewicht. Er schläft besser. Er fördert seine Durchblutung und stärkt sein Herz. Das Herz ist ja auch ein Muskel, und wie alle Muskeln muß es trainiert werden.

Täglich. Darauf kommt es an. Nicht der »große« Lauf am Wochenende bringt die gesundheitliche Wende. Wir müssen Tag für Tag etwas für unsere Beweglichkeit tun.

Wer regelmäßig seinen Kreislauf so trainiert, daß er auch »in Schwung« kommt, kann seine Herzleistung um 20 Jahre »verjüngen«. Das ist die Erfahrung von Sportmedizinern. Man kann also etwa 20 Jahre lang biologisch 40 sein.

Wenn das so ist: Warum bewegen wir uns dann nicht mehr? Bewegung ist ein Mittel, das nichts kostet, das sofort zu haben ist, noch in dieser Sekunde – wir müssen nur vom Stuhl aufstehen.

Was uns fehlt, um die Trägheit in uns zu überwinden, um uns den entscheidenden »Tritt« zu geben, ist die richtige Motivierung.

Der Urmensch brauchte keine Motivation. Er mußte sich bewegen, um leben zu können. Das Werfen mit Steinen und Speer, der Kampf mit wilden Tieren, das Bäumeklettern, das Laufen und Schwimmen beim Jagen und Fischen waren die vollkommensten Leibesübungen.

Heute brauchen wir einen Anreiz, um uns aus dem bequemen Sessel, der weichen Couch zu erheben.

Nur wer schon unter den Folgen des Bewegungsmangels leidet, wer krank ist, muß nicht von der Notwendigkeit körperlicher Bewegung überzeugt werden. Er hat einen starken Antrieb, Bequemlichkeit und Trägheit zu überwinden: den Willen, wieder gesund zu werden. Patienten, die einen Herzinfarkt erlitten haben, sind die Eifrigsten beim Bewegungstraining.

Und die vielen anderen? Die zwar ständig müde und

abgeschlagen, aber »noch« nicht richtig krank sind? Die zwar wissen, daß sie »zu wenig« für ihre Gesundheit tun, aber nicht den Willen aufbringen, das zu ändern?

Ihnen möchte ich vor Augen führen, was sie und ihr Körper versäumen, wenn sie so weitermachen wie bisher.

Bewegungsfaulheit ist in meinen Augen eine Art »unterlassene Hilfeleistung« für unsere Gesundheit.

2. Was richtiges Training bewirken kann

In England wurden 1700 Behördenangestellte zwischen 40 und 65 Jahren mit »sitzender oder nur leichter körperlicher Tätigkeit« drei Jahre lang von Wissenschaftlern beobachtet. Man wollte herausfinden, was sie für ihre Gesundheit taten und wie sich das auswirkte.

Ergebnis: Diejenigen unter ihnen, die zum Ausgleich ihrer sitzenden Tätigkeit ein echtes Trainingsprogramm absolvierten, waren zu 70 Prozent weniger anfällig für Herz- und Kreislaufleiden als ihre »bewegungsfaulen« Kollegen. Spaziergänge, Golfspielen und einfache Gartenarbeit reichten aber nicht aus. Nur wer richtig »rackerte«, also Ausdauersportarten wie Laufen, Schwimmen oder Radfahren betrieb, besaß die entsprechenden Abwehrkräfte.

Solche Ausdauersportarten haben für uns den größten gesundheitlichen Wert. Denn nur durch sie kön-

nen wir die Trainingseffekte erreichen, die eine Stärkung unseres gesamten Organismus bewirken.

Hier – als Anreiz zum Mitmachen – einige ihrer we-
sentlichsten Vorzüge:

- Das Herz wird kräftiger. Es pumpt mit weniger
  Schlägen mehr Blut durch den Körper. Im Ruhe-
  zustand benötigt es etwa 20 Schläge weniger als das
  Herz eines Untrainierten. Das ist eine »Ersparnis«
  von 1200 Schlägen pro Stunde, von 30000 pro Tag
  und von über 10 Millionen Schlägen pro Jahr. Bei
  Anstrengung ist der Unterschied noch wesentlich
  größer.
- Die Lunge erweitert ihre Kapazität. Sie kann mit
  weniger Aufwand mehr Luft aufnehmen und verarbeiten. Während der Ungeübte pro Minute etwa
  acht Liter Luft einatmet, atmet ein Läufer 40 bis
  50 Liter ein. Eine Art »Sauerstoffdusche«: Der
  ganze Organismus wird von Sauerstoff durchflu-
  tet.
- Die Blutgefäße vermehren sich. Sie werden auch
  größer. Dadurch nimmt die Gesamtblutmenge zu.
  Bei manchem bis zu einem Liter. Nach Meinung
  einiger Mediziner sollen sich durch ständiges Training bei Menschen mit zum Teil sklerotischen
  Herzkranzgefäßen sogar neue Gefäße im Herzmuskel – sogenannte »Kollateralen« – bilden können. Dadurch soll es zu einer Überbrückung der
  Stenose (Engstelle) kommen, so daß der Herzmuskel wieder ausreichend mit Blut versorgt wird. Dieser Trainingseffekt ist allerdings wissenschaftlich
  noch nicht gesichert.

Wenn wir uns »richtig« bewegen, uns also regelmäßig und ausdauernd körperlich belasten, geschieht aber auch noch folgendes:

Der Tonus der Blutgefäße wird besser. Häufig senkt sich der Blutdruck. Stoffwechsel und hormonelle Vorgänge werden angekurbelt. Unsere Nerven beruhigen sich. Wir können wieder besser schlafen.

Nicht zu vergessen auch die bedeutsamen psychischen Effekte: Wer bei einer Ausdauersportart seine Kondition und Kraft gestärkt hat, fühlt sich frischer und freier. Er gewinnt an Selbstachtung. Er packt Probleme entschlossener an. Er traut sich mehr zu. Er ist im wahrsten Sinne des Wortes »beweglicher« – und damit anderen weit voraus.

Und vor allem: Er bleibt jünger. Alt werden heißt starr werden. Wir zögern das Alter hinaus, solange unser Körper beweglich und anpassungsfähig bleibt. Auch dafür ein Beispiel aus England.

In London untersuchte man das Personal von Omnibussen. Dabei stellte man fest, daß Schaffner nahe an der Pensionsgrenze, die in den Zwei-Stock-Bussen treppauf, treppab laufen, gesünder und vitaler als weitaus jüngere Kollegen sind, die als Fahrer ständig hinter dem Steuer sitzen.

Wer viel läuft, hält also tatsächlich den Alterungsprozeß auf.

Bewegung scheint demnach der »Jungbrunnen« zu sein, nach dem wir suchen.

Wenn die Sorge um die Gesundheit als Antrieb nicht genügt, vielleicht ist das ein Anreiz, die eigene Kraft und Beweglichkeit zu üben – die Aussicht, länger jung zu bleiben.

Was man dazu tun muß und wie man es tun muß – darüber mehr bei der Schilderung der Sportarten, die ich Ihnen empfehlen möchte.

Doch Bewegung kann nur dann zu einer der wichtigsten Säulen unserer Gesundheit werden, wenn wir sie vernünftig anwenden: wenn wir uns *richtig* bewegen. Das heißt auch: das Körpertraining nicht übertreiben. Wie etwa beim Trimmen.

3. Trimmen: die mißverstandene Chance

Früher nannte man es Trainieren, heute nennt man es Trimmen – die Übungen, mit denen man sich fit hält. Wie man es nennt, ist aber nicht wichtig. Wichtig ist, daß man es täglich tut. Mit Freude, Verstand und Ausdauer.

Nicht aber mit Quälerei, verbissenem Ehrgeiz und Übertreibung. Nicht aber, um »Leistung« zu erbringen. Es kommt nicht darauf an, Rekorde zu erringen, sondern den Organismus regelmäßig und gleichmäßig zu belasten. Einmal am Tag richtig schwitzen – aber nicht das Herz bis zur totalen Erschöpfung hochjagen.

Wie wenig übermäßige körperliche Strapazen etwa vor Gefäßschäden schützen, berichten Mediziner aus der Groote-Schuur-Klinik in Johannesburg. Bei der Obduktion von fünf Marathonläufern stellte sich heraus, daß vier von ihnen eine beträchtliche oder schwere Arteriosklerose aufwiesen.

Wer sportliche Spitzenleistungen erbringen will, stärkt damit zwar sein Selbstbewußtsein, nicht aber seine Gesundheit. Im Gegenteil.

Wenn bei der Olympiade die besten Sportler der Welt zusammentreffen, sind es nicht auch die gesündesten Menschen der Welt. Ließe man sie 20 oder 30 Jahre später noch einmal einmarschieren, würde man sich vermutlich wundern. Nicht wenige von ihnen würden mit abgenützten, kranken Gelenken, vielleicht sogar an Stöcken kommen: die Frührentner der Welt.

Um sportliche Höchstleistungen geht es auch Woche für Woche auf unseren Fußballplätzen. Ärzte und Sanitäter sind dabei wichtiger als Schieds- und Linienrichter. Nicht selten gibt es mehr Verletzte als Tore. Auch Hallensportarten wie Handball, Volleyball, Basketball fordern ihre Opfer. Kunstturner, Eisläufer, Werfer und Springer leben ebenfalls mit einem hohen Verletzungsrisiko.

Einseitige und übermäßige Belastung des Körpers wird nicht dadurch annehmbar, daß man sie als »Sport« empfiehlt.

Die Forderung der Sportmediziner an die Sportvereine heißt deshalb: Wichtiger als der reine Wettkampf- und Leistungssport muß der Freizeitsport mit seinen gesundheitlichen Aspekten sein. Nicht gefragt aus ärztlicher Sicht ist die Bundesliga-Fußballmannschaft, die 60000 Zuschauer anzieht. Auf dem Rasen bewegen sich aber einschließlich Schiedsrichter und Linienrichter nur 25 Personen. Gefragt dagegen sind in den Vereinen Angebote für alle Altersklassen, von Mutter-und-Kind-Abteilungen bis zu Seniorenabteilungen.

Doch nicht nur die Vereine, auch die Ärzte müssen umdenken. Sie müssen ihren Patienten mit Bewegungsmangel spezielle Programme für ein sinnvolles Training anbieten. Die alten Empfehlungen »Schaffen Sie sich einen Hund an!« oder »Machen Sie täglich einen Spaziergang!« reichen nicht.

Die Ärzte sollen auch mehr als bisher vor Übertreibung warnen. Denn körperliche Betätigung ist nur so lange gut, wie sie erholsam ist und nicht in Streß ausartet. Streß, der sich beim Trimmen und beim neuen Volkssport Joggen immer wieder seine Opfer holt. Nicht von ungefähr werden Trimmpfade auch »Infarktpfade« genannt.

Die Trimmbewegung ist eine an sich gute Idee: eine breite Bevölkerungsschicht für das Bewegungstraining am Feierabend und am Wochenende zu aktivieren. Es wurde aber leider zu einer mißverstandenen Chance. Viele Gelegenheitssportler trainierten plötzlich wie besessen. Als ob sie sich in einem Wettkampf mit sich selbst befänden. Sie forderten ihrem jahrelang nicht trainierten Körper zuviel ab. Die Folge: Verletzungen, Zusammenbrüche, Herzattacken. Eine Million Deutsche trimmen sich jährlich krank.

Ähnlich ist es beim Joggen. Eine Massenbewegung, wie vieles Gute und Schlechte aus den USA importiert.

Das Gute am Joggen: Es hat allein im Bundesgebiet sechs Millionen Menschen wieder ans Laufen gebracht. Medizinische Untersuchungen haben erwiesen, daß Lauftraining ein Ansteigen der nützlichen Lipoproteide und zugleich ein Absinken der schädlichen Lipoproteide bewirkt. Dadurch wird in unserem

Körper überschüssiges Cholesterin abgebaut. Die Blutgefäße bleiben elastischer. Ein wirksamer Schutz gegen den Herzinfarkt.

Das Schlechte am Joggen: Auf Asphalt und Pflaster betrieben, schadet es unseren Gelenken. Man hat ausgerechnet, daß ein 80 Kilo wiegender Läufer seine Füße pro Kilometer mit einem Gewicht von etwa 80 Tonnen belastet. Die Stoßwelle geht über die Knie bis ins Kreuz. Verstauchte Knöchel, Kniegelenkentzündungen, Sehnenzerrungen und Kreuzschmerzen können die Folge sein.

Ich habe nichts gegen Trimmen oder Joggen. Ich habe nur etwas gegen Übertreibung, die nicht zur Gesundheit, sondern zum Mißbrauch unseres Körpers führt.

80 Prozent aller Verletzungen beim Freizeitsport lassen sich vermeiden. 60 Prozent durch richtiges Trainieren, 20 Prozent durch richtiges Schuhwerk und die richtigen Plätze, an denen man die Übungen ausführt.

Wie zur Musik gehören Pausen auch zur Bewegung, um ihre Wirkung zu steigern. Auf Belastung sollte immer eine Phase des Ausruhens folgen.

Spannung und Entspannung – das ist der Rhythmus eines gesunden Lebens.

4. Laufen ohne zu schnaufen

Laufen steht an erster Stelle der Sportarten, die ich Ihnen als »Medizin« gegen den Bewegungsmangel empfehlen möchte.

Laufen kann jeder. Im Gegensatz zum Schwimmen, das ich sonst auf Platz 1 gesetzt hätte. Laufen kann man jederzeit und ohne viel Umstände.

Es gehört zu den Ausdauer fördernden »aërobischen Übungen«. »Aërobisch« heißt »Sauerstoff brauchend«. Und es ist auch deshalb so ideal, weil dabei viele Muskeln gleichzeitig bewegt werden.

Um einen verjüngenden Effekt zu erzielen, muß beim Training nach Erfahrung von Professor Hollmann mindestens ein Siebtel der gesamten Skelettmuskulatur beteiligt sein. (Das ist beim Laufen der Fall.) Und zwar unter einer Belastung, die wenigstens 50 Prozent der maximalen Leistungsfähigkeit des Kreislaufs erfordert. Und das jeweils mindestens fünf Minuten lang. Deshalb gehört Pulszählen zum Training à la Professor Hollmann. Die Formel, nach der wir uns dabei richten sollten: 180 minus Lebensalter. Die Zahl, die dabei herauskommt, entspricht den Pulsschlägen pro Minute, mit denen wir 50 Prozent der geforderten Leistungsfähigkeit erreichen. Bei einem 30jährigen sind es 180 minus 30 – also 150 Pulsschläge pro Minute. Bei einem 50jährigen sind es 130 Pulsschläge pro Minute.

Wichtig aber ist zunächst, daß der Ungeübte langsam mit dem Laufen beginnt und sich nur allmählich steigert. Wer unter Beschwerden oder Krankheiten leidet, sollte vorher mit seinem Arzt sprechen. Der Gesunde kann selbst herausfinden, wie es um seine Kondition bestellt ist.

Der amerikanische Astronautentrainer Dr. Kenneth Cooper hat dazu einen einfachen Lauf-Geh-Test entwickelt. Er wird auf einer Strecke von rund drei Kilometern durchgeführt. Also etwa auf einer stillen Straße oder Allee. Die Entfernung kann man mit dem Kilometerzähler seines Wagens abmessen. Dazu braucht man noch eine Uhr mit Sekundenzeiger, leichte Kleidung, leichte Schuhe.

Bei diesem Test soll herausgefunden werden, welche Strecke man in 12 Minuten zurücklegen kann, ohne sich dabei sonderlich anzustrengen.

Man beginnt mit einem Dauerlauf. Wenn die Puste ausgeht, nicht stehenbleiben, sondern weitergehen. Dann wieder laufen. Man muß die 12 Minuten durchhalten. Anschließend die bewältigte Strecke feststellen.

Das Ergebnis sagt folgendes über die Kondition aus:

Weniger als 1600 Meter – sehr schlecht.
1600 bis 2000 Meter – schlecht.
2000 bis 2400 Meter – genügend.
2400 bis 2800 Meter – gut.
Mehr als 2800 Meter – ausgezeichnet.

80 Prozent aller Selbsttester landen unter den ersten drei Kategorien. Deshalb kann man sich diese Prüfung meist sparen. Wer zur Probe einmal einen kurzen Dauerlauf macht, findet auch so heraus, was mit ihm los ist.

Zuviel Technik – Strecke abmessen, Zeit stoppen – nimmt nur die Freude an der Bewegung. Diese Freude aber soll uns helfen, das Training besser durchzuhalten.

Auch das Pulsmessen während des Laufens empfehle ich nur für den Anfang. Nach einer gewissen Zeit weiß

jeder selbst, wann er den richtigen Punkt seiner Belastbarkeit erreicht hat.

Man sollte das Lauftraining in drei Stufen aufbauen.

ERSTE STUFE: Forciertes Spazierengehen
Das ist die leichteste und risikoärmste Übung für
Menschen aller Altersstufen.

Einfaches Spazierengehen und Wandern auf der Ebe-
ne ist zwar erholsam und beruhigend für das vegetative Nervensystem, nach Ansicht von Sportmedizinern
aber nicht geeignet, Herz und Kreislauf ausreichend
zu trainieren. Wir müssen deshalb zügig gehen.

Damit können wir schon viel erreichen. Eine Gruppe
von Männern zwischen 40 und 57 Jahren, die viermal
in der Woche je 40 Minuten zügig spazierengingen,
erreichte damit die gleiche Verbesserung ihrer Kondition wie eine Gruppe Gleichaltriger, die dreimal in der
Woche je 30 Minuten joggte.

ZWEITE STUFE: Minutenlauf
Das war übrigens die ursprüngliche Form des Jog-
ging. Man läuft ein bis zwei Minuten, dann geht man
genauso lange, läuft wieder ein bis zwei Minuten, geht
wieder ebenso lange. Und so weiter.

Diese Übung kann man beliebig lange ausdehnen.
Durch den Wechsel von Anspannung und Pause ist
eine Überforderung kaum möglich.

DRITTE STUFE: Trimmtrab
Auch der »langsame Dauerlauf« genannt. Wird etwa
seit 1975 in der Bundesrepublik propagiert – als »Laufen ohne Schnaufen«.

Es ist nicht nur etwas für harte Männer. Es ist auch für Kinder, Frauen und Greise geeignet. Man kann überall Trimmtraben. Am besten natürlich auf federndem Waldboden oder weichen Wiesen, um die Gelenke zu schonen. Man zieht dazu Trainingshose und Laufschuhe mit energieabsorbierenden Sohlen an.

Im Anfang täglich zweimal fünf Minuten oder einmal zehn Minuten lang durchführen. Zwischendurch können kurze Gehpausen eingelegt werden.

VIERTE STUFE: Dauerlauf

Nur für den Trainierten geeignet, der sich durch den Trimmtrab schon die nötige Kondition geholt hat. Wer es schafft, eine Strecke von 15 bis 20 Minuten ohne Pause durchzustehen, erzielt schon einen beachtlichen Trainingseffekt. Geübte Läufer laufen ein bis zwei Stunden.

Man sollte das Tempo so dosieren, daß man dabei noch pfeifen, ein Liedchen trällern und sich mit den Mitläufern unterhalten kann. Dann befinden sich Aufnahme und Verbrauch von Sauerstoff im Gleichgewicht.

Doch Vorsicht: Viele Dauerläufer sind ehrgeizig. Sie neigen dazu, sich zu überfordern. Ihnen geht es nicht um die Freude an der Bewegung, um die frische Luft, das Naturerlebnis. Ihnen geht es um die Leistung.

Sie wollen sich und ihrer Umwelt etwas beweisen (was nur?) – oft mit letzter Kraft. Zu erkennen sind sie an ihren unfrohen, verbissenen Gesichtern. Sie fördern ihre Gesundheit nicht, sie schaden ihr. Mir können solche Menschen nur leid tun.

Übrigens: An regnerischen und kalten Tagen gibt es einen guten Ersatz für das Laufen im Freien: das Laufen auf der Stelle.

Es ist das einfachste und billigste Training für Ihren Kreislauf. Das Fenster öffnen, das Radio einstellen und locker zur Musik laufen. Füße leicht anheben, Arme mitschwingen lassen. Fünf Minuten lang. Die Wirkung ist erstaunlich.

5. Schwimmen: mein Lieblingssport

Schwimmen ist für mich nicht nur eine der gesündesten, sondern auch der schönsten Bewegungsarten.

Schwerelos im Wasser dahingleiten, sich von den Wellen tragen lassen, den Reiz des Wassers auf der Haut spüren – das vermittelt ein besonderes Lebensgefühl. Schwimmen sollten alle, die während der Arbeit sitzen müssen und sich einseitig belasten. Die Muskeln werden im Wasser gleichmäßig massiert, alle Verspannungen gelöst. Ich erhole mich von meiner Arbeit am besten, wenn ich in der Schwimmhalle täglich 1000 Meter zurücklege. Für einen Untrainierten ist das natürlich zuviel. Ich trainiere solche langen Strecken schon seit meinem 14. Lebensjahr.

Enorm ist der Energieverbrauch im Wasser. Bereits beim Schwimmen ohne forciertes Tempo ist er etwa fünfmal so hoch wie beim Gehen. Der Stoffwechsel wird erheblich gesteigert: je nach Stärke der Fettpolster zwischen 20 und 100 Prozent. Schon bei einer kalten Dusche werden 60 Kalorien verbrannt. Dennoch ist Schwimmen kein gutes Schlankheitsmittel – es macht Appetit.

Ich empfehle Schwimmen auch älteren Menschen – die allerdings zu kaltes Wasser meiden sollten – und Übergewichtigen als Ausgleichssport. Denn wie beim Radfahren werden im Wasser, das durch seinen Auftrieb das Körpergewicht »aufhebt«, Gelenke und Bänder geschont, während sie bewegt werden. Bedeutsam für Menschen, die an Arthrosen der Hüften und Knie sowie an Schäden der Wirbelsäule leiden.

Beim Schwimmen kann man allerdings einiges falsch machen. Ich denke da besonders an das Brustschwimmen, so wie es von Millionen ausgeübt wird.

Denn der ungeübte Brustschwimmer hält den Kopf krampfhaft hoch und drückt das Kreuz durch. Dadurch verbiegt er extrem seine Halswirbelsäule und überlastet die gesamte Wirbelsäule. Beinmuskulatur und Kniegelenke werden durch die Grätschbewegungen stark beansprucht. Das kann zu Mikroverletzungen führen, die sich summieren und später Gelenkerkrankungen auslösen.

Noch extremer wird die Wirbelsäule beim Delphinschwimmen belastet. Auch dadurch kann es zu Spätschäden am Gelenkapparat kommen.

Kraulen ist für die Gesundheit förderlicher. Sofern es nicht zu sportlich betrieben wird. Kraulen ist der flüssigste Schwimmstil. Wichtig dabei ist der richtige Atemrhythmus. Entweder wird nach jedem zweiten Armzug immer auf derselben Seite oder nach jedem dritten Armzug einmal auf der einen, einmal auf der anderen Seite ausgeatmet.

Rückenschwimmen entlastet die Wirbelsäule am meisten. Ruhig und gelöst gleitet der Körper durchs Wasser. Die Arme schwingen entspannt nach hinten, die Beine schlagen rhythmisch auf und ab. Wir spüren, wie das Wasser uns trägt. Wie alle Hektik von uns abfällt.

Wir fühlen uns wie ein »Fisch im Wasser« – und tun dabei viel Gutes für unsere Gesundheit.

Wie oft soll man schwimmen? Mindestens einmal pro Woche. Besser zwei- oder dreimal. Im Sommer möglichst im Freien, bei schlechtem Wetter und in der kühleren Jahreszeit in einem der vielen Hallenbäder, die heute schon zur Verfügung stehen.

Wie lange soll man schwimmen? Je nach Leistungsfähigkeit. Langsam und gleichmäßig beginnen, wie bei allen Ausdauersportarten. Nach den ersten Bahnen eine Pause einlegen. Nur allmählich an die geforderte Belastung (180 minus Lebensalter = Pulszahl) heranarbeiten. Man sollte nur die Länge der Strecke, nicht jedoch das Tempo steigern.

Eines Tages sind bei ausdauerndem Training die 1000 Meter erreichbar.

Aber ich wiederhole: Niemand sollte sich zur sportlichen Leistung zwingen. Auf Erfolge, die nur durch letzten Krafteinsatz zu erreichen sind, sollten wir verzichten – unserer Gesundheit zuliebe.

6. Radfahren: »Abstrampeln« lohnt sich

Immer weniger Menschen gehen auf ihren beiden Beinen durchs Leben. Fahren ist ja viel bequemer. Wenn auch ungesünder. Eine Art zu fahren ist allerdings ebenso gesund wie das Gehen – für manchen sogar noch gesünder: das Radfahren.

Seitdem sich das herumgesprochen hat, sind 28 Millionen Bundesbürger Radfahrer geworden. Und der neue Boom ist kaum zu stoppen.

Das liegt nicht nur an den hohen Benzinpreisen. Das liegt vor allem daran, daß immer mehr Menschen »erfahren«, wie gut es ihrem Körper tut, sich ein wenig abzustrampeln.

Sportärzte haben festgestellt, daß Radfahrer besonders viel Sauerstoff aufnehmen. Ein sitzender Mensch nimmt in einer Minute etwa 8 Liter Luft auf, ein Radfahrer bei zügigem Tempo 40 bis 60 Liter. Der Körper wird mit Sauerstoff förmlich vollgepumpt. Was das für unseren Organismus, vor allem für Herz und Kreislauf, für Lunge und Nerven bedeutet, habe ich schon geschildert.

Aber das ist noch nicht alles. Radfahren stärkt die Muskulatur der Beine, besonders der Oberschenkel, und zehrt – durch das Treten gegen Widerstand – an den Kalorien.

Es hilft also, Fettpolster abzubauen.

Da der Sattel den Körper trägt, ist Radfahren auch für Übergewichtige und für ältere Menschen gut geeignet. Und natürlich auch für Kinder.

Bei richtigem Aufbau des Trainings und vernünftig dosiertem Tempo können wir unsere Kondition und unsere Atmung in geradezu verblüffender Weise verbessern.

Sehr entspannt fährt man auf kürzeren Strecken übrigens auf dem »Holland«-Rad, dem Import aus den Niederlanden, mit dem bequemen, hochstehenden Lenker. Es sieht zwar etwas steif aus, wenn man damit fährt. Aber die Nackenmuskulatur, die beim normalen Lenker eine intensive Haltefunktion für den Kopf ausüben muß, wird in aufrechter Haltung entlastet. Für längere Strecken empfiehlt sich allerdings eine Sitzhaltung mit leicht geneigtem Rücken. Das ist besser für die Bandscheiben.

7. Ausgleichsgymnastik: Tanzen Sie doch mal wieder!

Die meisten Leute behaupten, sie hätten keine Zeit, sich fit zu halten. Das ist nur eine Ausrede. Wer es ehrlich mit sich selbst meint, kann von früh bis spät alle möglichen Übungen in seinen Tageslauf einbauen, um seine Kondition zu verbessern.

Es kostet doch keine Zeit, sich beim Rasieren einige Male auf die Zehen zu stellen und leicht zu wippen. Damit kräftigen wir die Beinmuskeln. Es kostet keine Zeit, auf dem Weg zur Bahn ein Stück auf den Hacken zu gehen. Damit dehnen wir die Sehnen der Fersenpartie. Es kostet keine Zeit, einige Male den Kopf kreisen zu lassen, wenn die Ampel Rot zeigt. Damit stärken wir die Hals- und Nackenmuskeln.

Ganz nebenbei ergeben sich im Laufe des Tages immer wieder Gelegenheiten, den erschlafften Körper anzuspannen. Wenn andere eine Zigarettenpause einlegen – ich hoffe, Sie haben sich das Rauchen abgewöhnt –, legen Sie ein paar Bewegungsübungen ein. Zwei oder drei Kniebeugen, die Arme heben und kreisen lassen, Arme in die Hüften stemmen und einige Rumpfbeugen nach vorn machen.

Das kann mit der Zeit so zur Gewohnheit werden, daß es uns in Fleisch und Blut übergeht. Wir üben dann ganz automatisch.

Ein Münchener Geschäftsmann hat sich angewöhnt, jedesmal, wenn das Telefon klingelt, den Bauch einzuziehen und kurz so zu verharren, ehe er zum Hörer greift. Seine Verdauung, mit der er lange Schwierigkeiten hatte, funktioniert seither optimal. Und jedesmal, wenn ihn ein Besucher verlassen hat, stemmt er sich mit den Armen am Schreibtisch hoch.

Alles das fällt unter den Begriff »Ausgleichsgymnastik«. Sie ersetzt zwar nicht das anstrengendere Herz- und Kreislauftraining, aber es kann uns helfen, die Muskelkraft, die Beweglichkeit und Schnelligkeit zu verbessern. Und sie macht uns munter, wenn unser Kreislauf beim langen Stehen oder Sitzen bei der Arbeit zwischendurch absackt.

Welchen Nutzen Ausgleichsgymnastik am Arbeitsplatz hat, ergaben Untersuchungen in japanischen Betrieben.

Man stellte fest, daß sich die Arbeitskraft damit bis zu 16 Prozent steigern läßt. Am meisten profitieren davon diejenigen, die schwere Arbeit leisten müssen. Die Zahl der Erkrankungen und Unfälle ging nach Einführung der Gymnastik in den untersuchten Betrieben deutlich zurück.

Ich plädiere dafür, diese Ausgleichsgymnastik am Arbeitsplatz vermehrt auch in unseren Betrieben einzuführen.

Bei der Reichspost hat man damit vor 50 Jahren die besten Erfahrungen gemacht. Die Mitarbeiter arbeiteten frischer, waren seltener krank. Und die »Fräuleins vom Amt« mußten weniger wegen Kopf- und Nackenschmerzen Pausen einlegen.

Einige große deutsche Firmen sind dem Beispiel gefolgt. Einmal oder zweimal am Tag treten ihre Mitarbeiter zwischen Schreibtischen und Werkbänken zur Gymnastik an. Mit gutem Erfolg. »Irgendwie kommt mir der Tag dadurch kürzer vor«, hörte ich von einem Abteilungsleiter. »Ich arbeite nach den Übungen viel konzentrierter und mit mehr Elan.«

Warum wird eine so wirkungsvolle Maßnahme nicht allgemein bei uns eingeführt? Die Antwort wird überraschen. Denn: Zu viele sind merkwürdigerweise dagegen.

Die Gewerkschaften sind dagegen, weil sie darin einen »Trick« sehen, über die verbesserte Arbeitsleistung den Gewinn der Unternehmer kostenlos zu erhöhen. Die Arbeitgeber sind dagegen, weil sie durch die zusätzlichen Arbeitspausen eine Gewinneinbuße befürchten. Der Deutsche Sportbund schließlich ist dagegen, weil seiner Meinung nach Gymnastik in den Betrieben nicht »so zwanglos und fröhlich« durchzuführen sei, wie man das von sportlichen Übungen erwarten müsse.

Mir will das alles nicht einleuchten.

Ich bin sicher, daß es in den Firmen bei einer solchen Gymnastik für alle zwangloser und fröhlicher zugehen würde als bei manchen doch oft sehr verbissen durchgeführten Sportarten. Hier endlich ein Umdenken herbeizuführen ist eine große Aufgabe für alle Beteiligten.

Aber auch diejenigen, die in keiner Firma arbeiten, die Freiberufler etwa oder die Hausfrauen, sollten zwischendurch mal etwas für die eigene Beweglichkeit tun. Auch die Hausfrauen? Ja. Denn so vielseitig ihre Arbeit auch ist, einen Trainingseffekt im Sinne der Verbesserung der gesamten Muskulatur hat sie nicht. Viele ihrer Tätigkeiten sind zu einseitig. Etwa das Stehen beim Gemüseputzen oder Kochen.

Zwischendurch sollte auch die Hausfrau zur Radiomusik mal die Arme kreisen lassen, mal den Rumpf beugen, mal auf den Zehen wippen, mal ein paar Tanzschritte machen. Am besten bei offenem Fenster. Überhaupt: Tanzen Sie doch mal wieder! In Tanzschulen oder auf dem Tanzboden. Harmonisch ausgeführte Bewegungen zu harmonischen Melodien können die Muskeln im unteren Bereich der Wirbelsäule kräftigen. Tanzen kann aber auch schaden. Ich denke da an die oft ruckartigen Bewegungen bei den modernen Tänzen, etwa dem Disco-Tanz. Kürzlich starb in Wigan (England) ein Elfjähriger, der stundenlang zu den heißen Rhythmen in einer Discothek mit dem Kopf gewackelt hatte. Er erlag einige Tage später einer »Hirnschwellung«. Die Obduktion ergab eindeutig, daß die ruckartigen Tanzbewegungen die Ursache waren.

Vorsicht auch, wenn Sie bei der Gymnastik mitmachen, die von einigen Radiostationen täglich kurz eingeblendet wird. Von Ungeübten verlangt sie manchmal zuviel. Das betrifft besonders die »Zweckgymnastik«, die für die einzelnen Sportarten typische Bewegungsübungen anbietet. Ich meine vor allem die Skigymnastik.

8. Skilanglauf und Wasserwandern: eine neue Dimension

Wer im Winter auf die Bretter steigen will, sollte sich durch einen gründlichen und systematischen Gymnastikkurs, wie ihn zum Beispiel Sporthäuser oder auch die Volkshochschulen anbieten, darauf vorbereiten. Denn gerade bei untrainierten Läufern häufen sich auf den Pisten die Verletzungen. In den Alpenländern gibt es mehr Verletzte durch den Skisport als durch Autounfälle.

Deshalb gehört in meinen Augen der Abfahrtslauf nicht zu den Sportarten, die empfehlenswert für unsere Gesundheit sind.

Besonders empfehlenswert dagegen: Skilanglauf und Skiwandern. Das sind hervorragende Ausgleichssportarten, die vor allem Herz, Kreislauf, Atmung und Stoffwechsel günstig beeinflussen. Darüber hinaus verbessern sie unsere Kondition und unser Koordinationsvermögen.

Mit diesem Sport gewinnen wir zugleich eine neue Dimension unseres Lebens: den Genuß der Natur, das

Erobern des Winters, das Gefühl, so frei wie die Berge, die Landschaft ringsum zu sein.

Ein ähnliches Erlebnis vermittelt eine Sportart, die bei uns leider noch viel zuwenig betrieben wird: das Wasserwandern.

Ebenso wie bei Assen im Skilanglauf haben Sportärzte bei Assen des Kanusports die größte Sauerstoffaufnahmefähigkeit im Vergleich zu Spitzensportlern aus anderen Sportarten festgestellt.

Selbst der nicht leistungsorientierte Freizeitsport kann dem »gewöhnlichen« Kanuten, der mit Boot, Zelt und Gepäck durch Bäche, Flüsse und Seen fährt, bei gut abgestuftem Training hohen gesundheitlichen Nutzen bringen.

Die gesamte Muskulatur des Oberkörpers und des Rumpfs wird durch die kräftigen Armbewegungen durchgearbeitet.

Wir gewinnen an Kraft und Ausdauer, pumpen die Lungen mit frischer Luft voll und beruhigen unser Nervensystem.

Zu empfehlen für Schreibtischmenschen, für Gesunde, aber auch für Menschen, die schon unter den Folgen ihrer Bewegungsarmut leiden.

Wegen der guten Dosierbarkeit ist das Wasserwandern auch für ältere Menschen und als Familiensport geeignet.

Es gehört zu den letzten Abenteuern unserer Zeit. »Wenn ich mit dem Kanu unterwegs bin, fühle ich mich wie ein Indianer«, erzählte mir der 62jährige Inhaber einer Textilfabrik, der im Sommer an jedem Wochenende aus seinem Rolls-Royce in ein Einerkajak umsteigt. Er hat eine solche Bombenkondition,

daß er auf einem Betriebsfest bei einem Laufwettbe-
werb einen weitaus jüngeren Boten schlug.

9. Yoga: ein Spiegel und 15 Minuten Zeit

Die indischen Yogi, die ihren Anhängern dazu verhel-
fen wollen, die vollständige Beherrschung von Körper
und Seele zu erlangen, haben ein ausgeklügeltes Be-
wegungsprogramm entwickelt – das System des »ver-
langsamten Turnens«.
Im Gegensatz zu den westlichen Sportarten, die jeweils nur bestimmte Muskelgruppen entwickeln,
kann man nach den Worten der Yoga-Lehrer mit dieser uralten indischen Methode den »schönsten und
gleichmäßigsten« Körper entwickeln.
Man braucht dazu nur einen Spiegel und täglich
15 Minuten Zeit. Aber natürlich auch Konzentration
und die vertiefende geistige Einstellung, die eine wichtige Voraussetzung zur Durchführung aller Yoga-
Übungen ist. Es hat keinen Sinn, sie einfach mecha-
nisch herunterzuturnen.
Deshalb empfiehlt sich, wie ich das auch schon bei
den Atemübungen des Hata-Yoga geraten habe, sich
zunächst in einem Einführungskurs über Sinn und
Wirkung des Yoga unterrichten zu lassen, ehe man die
nachfolgenden Übungen ausführt.
Es sind »Ausharrungsübungen«, die Anspannung,
starken Willen und Einbildungskraft erfordern.
Der Übende soll sich zum Beispiel vorstellen, daß ihm

bei einer bestimmten Bewegung eine ungeheure Kraft (Prana) in die Armmuskeln strömt. Dadurch soll der Arm reichlich mit Blut versorgt werden und der Muskel nach einigen Wochen Training so gewachsen sein, als ob man mit ihm Schwerarbeit geleistet hätte.

Hier nach Yesudian sechs der wichtigsten »Leibesübungen im Zeitlupentempo«:

1. *Das Speerwerfen*. Der Übende schließt die rechte Hand zur Faust, als würde er einen Speer umfassen. Dann nimmt er die Haltung eines Speerwerfers ein, der seinen Körper spannt, um den Speer fortzuschleudern. Mit Blick in den Spiegel führt er dann jede Phase des Speerwerfens so langsam aus, als würde er sich in einer Zeitlupenaufnahme sehen. Der ganze Vorgang, der sonst nur wenige Sekunden dauert, wird auf etwa 30 bis 60 Sekunden ausgedehnt. Danach, wie auch zum Abschluß aller anderen Übungen, Muskeln schütteln, durchatmen.

2. *Das Bogenschießen*. Der Übende dreht sich seitwärts und nimmt die Stellung eines Bogenschützen ein. Er stellt sich vor, er habe einen Bogen in der Hand. Er spannt die Muskeln am Arm und an den Schenkeln an und zieht mit ausgestrecktem Arm die – eingebildete – Sehne durch, läßt sie dann los. Ebenfalls im Zeitlupentempo. Dauer: etwa 60 Sekunden.

3. *Gewichtstemmen*. Der Übende beugt sich vor und greift mit beiden Händen ein eingebildetes schweres Gewicht. Er reißt es im Zeitlupentempo bis zur Schul-

ter hoch, geht in Spreizstellung und stemmt das Gewicht mit ausgestreckten Armen empor. Jede Phase im Spiegel genau kontrollieren. Dabei die Kraft simulieren, die zum Hochstemmen notwendig ist. Dauer: 60 Sekunden.

4. *Holzhacken*. Gilt als eine der wichtigsten Urübungen der indischen Methode. Der Übende hebt in gespreizter Stellung seine Arme, als hielte er eine schwere Axt zwischen den Fäusten. Mit weit ausholenden Bewegungen spaltet er Holz. Ebenfalls äußerst langsam. Dauer: ein bis zwei Minuten.

5. *Faustkampf*. Der Übende geht vor dem Spiegel in Boxstellung. Er boxt gegen sein Spiegelbild, schlägt rechte und linke Gerade, dann, in leicht vorgebeugter Haltung, zwei Schwinger. Jede Bewegung so langsam wie möglich. Dauer: zwei bis drei Minuten.

6. *Tauklettern*. Der Übende faßt an den Türrahmen und läßt sich zunächst einige Sekunden regungslos hängen. (Im Freien an einem Baum.) Nach mehrmaligem Üben wird diese Phase auf mehrere Minuten ausgedehnt. Nach kurzem Ausruhen faßt er abermals an den Türrahmen (oder Ast) und zieht sich langsam hoch, so oft er kann. Eine wichtige Übung zur Dehnung der Körpermuskeln.

Übrigens: Die Yoga-Schüler in Indien brauchen für ihre Bewegungsübungen keinen Spiegel. Sie beobachten das Muskelspiel ihres Lehrers, der durch entsprechendes Training bereits den vollkommenen Körper hat, den sie anstreben. Sie üben also nach »Muster«.

Da wir im Westen solche lebenden Vorbilder nicht zur Verfügung haben, empfehlen Yoga-Lehrer, die Fotos athletisch voll entwickelter Körper an den Spiegel zu hängen, vor dem wir üben. Nach diesen Bildern sollen wir unsere Figur formen.

Folgt man den indischen Weisen, kann der Wille also nicht nur Berge versetzen. Er kann auch Muskeln wachsen lassen.

10. Mein 10-Punkte-Bewegungsprogramm

Mit der Beweglichkeit ist es wie mit der Sexualität: Wer sie nicht benutzt, verliert sie.

Manchmal scheitert die Flucht aus der Trägheit einfach am zu hohen Anspruch. Wenn man zuviel auf einmal will: Radfahren *und* Tennis *und* Schwimmen *und* Laufen. Es ist besser, den Weg zurück in die Beweglichkeit, wie wir sie einmal als Kinder hatten, mit einer Umstellung in den täglichen kleinen Dingen zu beginnen. Natürlich: Ganz so elastisch wie ein Kind werden wir nie wieder sein. Aber wenn wir Tag für Tag beweglicher leben, werden wir sicher etwas von der Geschmeidigkeit von früher zurückgewinnen.

Für die täglichen Übungen möchte ich Ihnen einige Anregungen geben.

Es ist natürlich unmöglich, ein Programm zusammenzustellen, das für jeden zutrifft. Ein Lehrer braucht einen anderen Ausgleich als ein Lastwagenfahrer. Eine Hausfrau andere Übungen als eine Frau, die am Fließband steht.

Ich möchte mit meinen Ratschlägen die große Gruppe derjenigen erfassen, die einen Sitzberuf ausüben. Deren Muskeln und Gelenke also besonders vom »Einrosten« bedroht sind.

Hier meine 10 Punkte für diese Gruppe:

1. Beginnen Sie mit dem Training im Bett. Zuerst den Körper dehnen und strecken, dann »Radfahren«. Sich in den Hüften abstützen, Beine heben und locker nach oben durchtreten.

2. Beim Anziehen nicht hinsetzen. Stellen Sie sich auf ein Bein, wenn Sie Strümpfe und Hose anziehen.
Anschließend ein paar Kniebeugen und Rumpfkreisen am offenen Fenster.

3. Wenn Sie mit Bahn oder Bus zur Arbeit fahren, steigen Sie zwei Stationen früher aus. Den Rest der Strecke laufen oder zügig gehen. Fahren Sie mit dem Wagen, so stellen Sie ihn auf einem etwas entfernteren Parkplatz ab.
Nutzen Sie den Hin- und Rückweg zu Lockerungsübungen.

4. Geben Sie der Treppe den Vorzug vor dem Lift. Wenn Sie schon Lift fahren, gehen Sie wenigstens das letzte Stockwerk zu Fuß. Nicht schwerfällig, sondern leicht und federnd.

5. Nutzen Sie die Mittagszeit zu einem »Trimm-Fünfer«. Das heißt: fünf Minuten leichte Ausgleichsgymnastik. Es kann auch eine Runde um den Häuserblock sein. Suchen Sie sich Kollegen, die mitmachen. Dann macht es mehr Spaß.

6. »Laufen« Sie in Ihrem Bürosessel. Das geht so:

Die Fersen abwechselnd so hoch wie möglich anziehen. Dabei die Arme anwinkeln und rhythmisch vor und zurück bewegen, wie beim Laufen. Etwa zwei Minuten lang.

7. Entlasten Sie Ihren Nacken, indem Sie den Kopf nach vorn fallen lassen. Kinn gegen den Hals drücken und gleichzeitig versuchen, ihn nach hinten zu beugen. Den Kopf dreimal so weit wie möglich nach links, dann nach rechts drehen. So halten Sie die Halswirbelsäule beweglich.

8. Setzen Sie sich nach Feierabend aufs Rad und fahren Sie in den nächsten Wald. Oder durch verkehrsarme Straßen. Wechseln Sie das täglich mit Laufen oder Schwimmen ab, um auch andere Muskelgruppen zu trainieren. Sie wissen ja: Sie müssen sich dabei schon anstrengen. Bis Ihr Puls 50 Prozent Ihrer höchsten Belastbarkeit erreicht.

9. Erstarren Sie nicht in der ewig gleichen Haltung vor dem Fernseher. Schon jede kleine Bewegung bringt eine bessere Durchblutung. Lockern Sie zwischendurch Ihre Nackenmuskeln, ändern Sie Ihre Sitzposition. Ruhig mal auf den Boden legen oder das Programm im Schneidersitz verfolgen.

10. Verbinden Sie vor dem Schlafengehen den letzten Blick in den Spiegel mit einer Yoga-Übung im Zeitlupentempo. Freuen Sie sich beim Anblick Ihres Körpers, der im Laufe der Zeit immer beweglicher, immer geschmeidiger wird.

Gewiß, das sind überwiegend keine »großen« Übungen. Aber wir können sie jederzeit und ohne jeden Aufwand durchführen. Und gerade die kleinen Übungen bringen in der Summierung eine erstaunliche Wirkung – wenn wir sie täglich durchführen.

Vergessen wir nicht: Einmal ist keinmal – jedenfalls beim Ausgleichssport. Nicht die gelegentliche Übung, nur die Stetigkeit bringt den Nutzen für unsere Gesundheit.

Fangen Sie damit schon morgen an. Oder besser noch heute. Denn morgen sind Sie wieder einen Tag älter.

Fünfte Säule: Richtig entspannen

1. Streß: Druck auf die Seele

Eine Situation, die viele kennen: Man wird zum Chef
gerufen. Schon beim Eintreten spürt man die »dicke«
Luft. Ein Unwetter bricht los. Der Chef brüllt. Oder
aber er trägt seine Kritik mit gefährlicher Ruhe vor.
Gleichgültig, ob sie gerecht oder ungerecht ist: Man
steht da und schluckt.
Am liebsten möchte man im Boden versinken.
In unserem Körper herrscht Alarmstimmung. Der
Sympathikus – ein Teil des vegetativen Nervensystems – jagt den Kreislauf hoch. Er heizt den Stoffwechsel an. Er bringt die Nebenniere dazu, die Hormone Adrenalin und Noradrenalin auszuschütten.
Folge: Die Blutgefäße verengen sich. Der Blutdruck
steigt. Der Sauerstoffbedarf des Herzens nimmt rapi-

de zu. Puls und Atmung rasen. Schweiß bricht aus. Krämpfe in der Herzgegend oder Magendrücken treten auf. Es ist schwer, klar zu denken.

Wir stehen unter Streß!

Druck auf die Seele. Druck auf den Geist. Der Druck steigert sich noch dadurch, daß wir die Angst oder die Wut, die wir oft auch gleichzeitig empfinden, nicht loswerden können.

Es gäbe zwar ein Ventil. Wir könnten schreien. Oder toben. Oder weglaufen. Oder mit Aggression antworten.

Aber wer schreit oder tobt schon angesichts eines zornigen Chefs? Oder: Wer läuft schon fort oder greift ihn gar körperlich an?

Flucht oder Angriff aber wären die natürlichsten Reaktionen.

Denn darauf ist unser Organismus eingestellt. Seit grauen Vorzeiten. Beim Urmenschen schlug der Sympathikus Alarm, wenn Gefahr drohte. Etwa wenn ihm plötzlich ein Feind oder ein Raubtier gegenüberstand. Das blitzartige Mobilisieren aller Energiereserven machte ihn bereit für eine extreme körperliche Leistung: für Kampf oder Flucht. Er brauchte den Streß also, um zu überleben.

Auch für den Menschen von heute ist ein Leben ohne Streß nicht denkbar. Ohne die Reaktion auf Streß könnten wir viele Aufgaben und Situationen nicht bewältigen. Diesen positiven, lebensfördernden Streß nennt man »Eustreß«. Der krankmachende Streß heißt »Distreß«.

Der »Distreß« entsteht durch seelischen Druck. Etwa den »Anpfiff« vom Chef. Oder durch Unbewältigtes, Unerledigtes, Versäumtes. Durch Einsamkeit, Schuldgefühle, ängstliche Erwartungen. Aber auch durch Überforderungen im psychosozialen Umfeld. Monotonie am Arbeitsplatz kann ebenso Streß erzeugen, wie aufregende Berufe das tun. Etwa der Beruf des Kellners, des Piloten, des Journalisten.

Streß entsteht beim Autofahren. Beim Streit mit dem Partner oder mit den Kindern. Er entsteht, wenn sich unsere Lebenssituation plötzlich ändert. Wenn wir heiraten, umziehen, die Kündigung bekommen oder wenn die Mutter stirbt.

Der Urmensch setzte den Streß sofort in körperliche Bewegung um und baute ihn damit ab. Wir tun oder können das meistens nicht. Das heißt: Unser aufgeputschter Organismus befindet sich im »Daueralarm«. Die Streßhormone kreisen unentwegt durch unseren Körper. Sie greifen Gefäße und Organe an, die dem Druck auf Dauer nicht standhalten. Wir werden krank.

Magengeschwüre sind berühmte Streßkrankheiten, Gallenkoliken, Migräne. Impotenz und Prostatabeschwerden beim Mann. Unterleibsschmerzen bei der Frau. Ferner Herzleiden bis hin zum Herzinfarkt. Die Fälle sind nicht selten, wo ein Mensch im Streß tot zusammenbricht.

Ob lebensfördernder »Eustreß« oder lebensbedrohender »Distreß« – die Spannungen, die dadurch in uns erzeugt werden, müssen gelöst werden. Unser Körper muß vom Alarmzustand auf Normalzustand umschalten. Er muß sich entspannen.

Auch Menschen, die nicht seelisch, sondern körperlich überfordert werden, brauchen Entspannung.

Schwerarbeiter zum Beispiel. Oder Sportler. Oder mitverdienende Ehefrauen, die oft bis an die Grenzen ihrer Kraft gehen, um ihrer Doppelrolle im Haushalt und im Beruf gerecht zu werden. Die also ständig körperlich angespannt sind.

Sie alle, die seelisch und körperlich Gestreßten, brauchen den Ausgleich: Gelöstheit statt Gespanntheit. Ruhe statt Hetze. Freude statt Gefordertsein.

Wer sich nicht entspannen kann, dem geht es auf die Dauer wie der überspannten Feder in der Uhr: Er »funktioniert« nicht mehr. Er geht »kaputt«.

Infarktpatienten zum Beispiel sind überwiegend Persönlichkeiten, die eine Eigenschaft gemeinsam haben: die Unfähigkeit, sich zu entspannen. Das natürliche Bedürfnis danach ist bei ihnen blockiert. Die Bremsen heißen »Ehrgeiz« und »Vorwärtsstreben um jeden Preis«. Der Preis ist oft viel zu hoch: die eigene Gesundheit oder das eigene Leben.

Es scheint wohl so zu sein, wie Forscher bereits lange vermuteten: daß der Mangel an Entspannung mehr Menschen tötet als jede andere Gefahr.

Die Kunst, sich *richtig* zu entspannen, gehört für mich zu den wichtigsten Tragpfeilern eines gesunden Lebens.

Wie entspannen wir uns richtig? Das kommt auf die Art und den Grad der jeweiligen Anspannung an. Für den seelisch Gestreßten wäre Passivsein das Verkehrteste, was er tun könnte. Denn die Überforderungen sind bei ihm ja nicht körperlich, sondern nervlich bedingt. Er muß die in seinem Organismus aufgebaute Alarmsituation durch Bewegung abbauen. Also: losrennen, radfahren, schwimmen, holzhacken.

Der körperlich Strapazierte dagegen braucht die Besinnlichkeit, um seine Balance zu finden. Den Übergang von der Anspannung zur Entspannung. Er sollte mehr seinen Geist beschäftigen. Also sich seinem Hobby widmen, wie etwa dem Malen oder Lesen. Oder er sollte im Gespräch den Kontakt mit Freunden vertiefen.

Eines der besten Mittel, seelische oder körperliche Spannung abzuschütteln, ist das autogene Training.

2. Autogenes Training: Entspannung auf Kommando

Es gibt Menschen, die »Naturtalente« der Entspannung sind. Napoleon Bonaparte war so ein Mensch. Er kam mit vier Stunden Nachtschlaf aus. Und selbst auf dem Pferd sitzend konnte er minutenlang alles um sich herum einfach vergessen. Mochte er vorher auch noch so müde und abgespannt gewesen sein – anschließend verblüffte er seine Umgebung durch seine Frische und seine volle Konzentration.

Der Kaiser der Franzosen betrieb während dieser kurzen Pausen eine Art »Entspannung auf Kommando«. Er konnte sich das Abschalten selbst befehlen.

Diese Technik beherrschten schon die Priester und Ärzte der alten asiatischen Hochkulturen. Beispiele dafür sind die indische Yoga-Lehre oder die japanische Zen-Meditation.

Für den westlichen Menschen, der sowohl der Religion als auch der Philosophie der östlichen Welt fremd gegenübersteht, sind diese Methoden weniger gut geeignet. Denn ohne ihr geistiges Fundament verlieren sie an Wirkung.

Uns steht jedoch eine ähnliche Entspannungsmethode zur Verfügung. Sie wurzelt zwar in den uralten Lehren der Inder, Japaner und Chinesen, sie ist aber ganz auf die Möglichkeiten und Bedürfnisse des »Westlers« zugeschnitten: das autogene Training.

Entwickelt wurde es von dem Berliner Nervenarzt Prof. J. H. Schultz. Eingeführt wurde es 1932, als Schultz mit seinem Werk »Das autogene Training. Konzentrative Selbstentspannung« an die Öffentlichkeit trat. Seither haben Millionen Menschen durch diese Methode Entspannung und damit Kraft und Lebensfreude gewonnen.

Sie ist einfach und von jedem selbst durchzuführen. Man braucht dazu weder medizinische noch psychologische Kenntnisse. Jedes Kind kann mitmachen.

Das autogene Training will durch gezielte Gedankenarbeit »auf Kommando« eine bestimmte Selbstbeeinflussung erreichen. Sie kann unser Wohlbefinden oder das Bewältigen von Aufgaben betreffen.

Vor den einzelnen Übungen nimmt man entweder die Liegehaltung ein, die passive Sitzhaltung oder die »Droschkenkutscher-Haltung«, die an einen in sich zusammengesunkenen Fiaker auf seinem Kutschbock erinnert. Nächster Schritt: Augen schließen, sich konzentrieren. Dann gibt man sich ein Kommando. Zum Beispiel: »In fünf Minuten bin ich wieder vollkommen frisch!«

Man konzentriert sich auf die Ruhe, die uns nun

durchströmt. Dann auf die Schwere. Dann auf die Wärme. Man löst sich aus der Spannung, gibt sich völlig dem Inhalt des selbst gegebenen Kommandos hin. Die sogenannte »organismisch leibseelische Umschaltung« (Schultz) tritt ein.

Der Übende versetzt sich in einen selbst herbeigeführten hypnotischen Zustand.

Wichtig ist: Er muß fest an die Verwirklichung seines Eigenkommandos glauben. Ein Mensch, der glaubt, kann seine Kraft verzehnfachen, sagt Le Bon in seiner »Psychologie der Massen«.

Auch die richtige Vorstellung von dem, was man erreichen will, ist wichtig. Man muß es sich bildhaft vor Augen führen. Wir können nur verwirklichen, was wir uns auch vorstellen können.

Welche Macht die richtige Vorstellung auf unseren Körper ausüben kann, zeigt der Test eines Wissenschaftlers an zwölf hypnotisierten Versuchspersonen. Er suggerierte ihnen ein, sie würden jeweils einen Liter Wasser trinken. Tatsächlich aber bekamen sie nicht einen einzigen Schluck. Dennoch – so ergab eine Messung – schieden sie danach einen Liter Urin mehr als gewöhnlich aus.

Was die Vorstellung vermag, kann jeder an einem kleinen Test selbst ausprobieren.

Man setze sich auf einen Stuhl und schließe die Augen. Man balle die rechte Hand zur Faust und stelle sich vor, daß man sie nicht mehr öffnen kann, ehe man nicht bis fünf gezählt hat. Man suggeriere sich ein: »Ich will meine rechte Faust öffnen, kann es aber nicht – nicht eher, als ich bis fünf gezählt habe!« Diesen Satz etwa 20mal wiederholen. Dann versuchen, die rechte Faust zu öffnen. Es wird nicht leichtfallen. Oder es geht überhaupt nicht – wenn man sich voll konzentriert und auf das gewünschte Ergebnis eingestellt hat. Es geht erst dann, wenn man bis fünf gezählt hat.

Wie eine Übung auch ausgeht – wenn sie beendet ist, muß man das Kommando zurücknehmen, um die Suggestion aufzuheben. Durch die Formel »Mein Arm wird schwer« etwa treten im Arm Veränderungen auf – stärkere Durchblutung – , die wieder rückgängig gemacht werden müssen. Die Formel dafür lautet: »Arme strecken und beugen – tief atmen – Augen auf!« Schläft man während der Übung ein, ist ein Zurücknehmen nicht nötig. Ebensowenig wenn wir durch das Telefon oder Klingeln an der Haustür gestört werden. Dadurch wird ein »Kurzschock« ausgelöst, der die Suggestion aufhebt.

Das autogene Training erlernt man am besten unter der Anleitung eines erfahrenen Therapeuten. Zur Entspannung sollte man täglich mindestens zweimal einige Übungen machen.

Nur im Anfang braucht man einen Übungsraum. Etwa das halbverdunkelte Schlafzimmer. Später kann man Übungen überall durchführen: im Büro, im Wartesaal eines Bahnhofs, im Flugzeug, im Konferenzraum zwischen zwei längeren Sitzungen, auf einer Parkbank. Der Fortgeschrittene kann in jeder Umgebung innerhalb einer Minute zur völligen Entspannung kommen.

Das autogene Training hilft uns, Streß abzubauen und uns besser auf ihn einzustellen. Wir können so kritischen Situationen ruhiger begegnen. Einer der wichtigsten Lehrsätze des autogenen Trainings lautet denn auch: »Wer gelernt hat, sich (fallen) zu lassen, der wird ge-lassen.«

Mit dieser Methode können wir auch den für die Entspannung so wichtigen Schlaf beeinflussen.

3. Erholung im Schlaf

»Der Schlaf ist wie eine Taube auf der Hand – wenn man nach ihm greift, fliegt er davon.« Das sagt ein altes Sprichwort. Es spiegelt eine Erfahrung wider, die gerade die Menschen von heute immer wieder machen müssen: Je mehr man sich um den Schlaf bemüht, um so eher flieht er.

Was Schlaf eigentlich ist, hat noch niemand herausgefunden. Was im Schlaf in uns vorgeht, ist größtenteils noch rätselhaft. Wir wissen aber, daß wir ihn brauchen, um unseren Körper und unsere Nerven zu regenerieren. Ein regelmäßig wiederkehrender Erholungsvorgang des Organismus, bei dem sich das Bewußtsein ändert und das vegetative Nervensystem umstellt.

Alle 16 Stunden schaltet der Körper normalerweise auf Ruhe. Dominiert am Tage in uns das klare Bewußtsein, so dominiert während des Schlafs in der Nacht das Unbewußte. Das Märchen von den Heinzelmännchen berichtet als Gleichnis von der Arbeit des Unbewußten, der Stille der Nacht, die der Regeneration, der Entspannung dienen soll. Die nächtlichen

»Heinzelmännchen« unseres Körpers sind biologische Vorgänge, bei denen zum Beispiel Eiweiß aufgebaut und das Zellwachstum gefördert wird. Besonders das Wachstum der Gehirnzellen.

Morgens erwachen wir frisch und erholt – wenn wir wirklich gut geschlafen haben. Insofern ist der Schlaf nicht der Bruder des Todes, wie es noch im Altertum hieß, sondern Wiedererwecker der Lebenskraft.

Aber die meisten Menschen schlafen schlecht. Bei einer demoskopischen Umfrage klagten 45 Prozent der Befragten über Schlafstörungen. Selbst 12 Prozent der Menschen unter 30 Jahren haben Schlafprobleme. Die Störungen sind meist seelisch bedingt. Der Streß des Tages fordert seinen Tribut auch in der Nacht.

Schlaf ist lebenswichtig. Wenn wir dem Körper den notwendigen Schlaf vorenthalten, holt er ihn sich selbst. Gleichgültig, in welcher Situation wir uns gerade befinden. Soldaten sind im letzten Krieg auf Wache vor dem Feind eingeschlafen. Ja selbst während des Marschierens, den Kopf an den Nebenmann angelehnt.

Was Schlafentzug bedeutet, hat zuerst ein Nachfolger des berüchtigten Mongolenherrschers Dschingis Khan herausgefunden. Er ließ Gefangene, die nicht aussagen wollten, daran hindern, zu schlafen. Schon nach wenigen Tagen waren sie zermürbt. Für die Aussicht, wieder schlafen zu können, wurden sie zu Verrätern. Die »Schlaffolter« ist seither eine beliebte Methode bei Kreuzverhören.

Totaler Schlafentzug macht einen Menschen widerstandslos. Er reagiert zuerst mit Ermattung und Gleichgültigkeit. Nach etwa fünf Tagen leidet er an

Halluzinationen. Es folgen Wahnsinn oder Tod. Auch Tiere können durch Schlafentzug sterben.

Aber schon zuwenig oder gestörter Schlaf schadet unserer Gesundheit. Die Folge des Schlafdefizits, besonders wenn die Störung länger anhält: Unlustgefühle, Leistungsschwäche, Störung der Konzentrations- und Merkfähigkeit, abnorme Reizbarkeit.

Wenn die seelische Harmonie fehlt, ist der Schlaf wenig erholsam. Er entspannt uns nicht. Man erwacht »wie gerädert«. Die Angst vor dem Nichtschlafenkönnen kommt noch als weiterer Störfaktor hinzu. Die Erwartung, einschlafen zu müssen, verscheucht geradezu den Schlaf – ein schlimmes Dilemma. Man kommt aus der Spannung des Tages auch während der Nacht nicht heraus.

Sich richtig entspannen heißt deshalb auch: für einen guten Schlaf sorgen. Ich warne jedoch vor dem »schnellen Weg«: der Einnahme von Schlaftabletten. Etwa eine Milliarde Schlaftabletten im Werte von 100 Millionen Mark werden jährlich im Bundesgebiet verbraucht. Fast zehn Prozent aller ärztlichen Rezepte werden auf solche Tabletten ausgestellt.

Sie bringen jedoch keinen erholsamen Entspannungsschlaf. Sie »borgen« uns nur einen Scheinschlaf.

Die wichtigste Substanz in den klassischen Schlafmitteln ist die Barbitursäure. Sie kann in größerer Dosis Bewußtlosigkeit hervorrufen. Sie unterdrückt die Tätigkeit des zentralen Nervensystems. Sie kann bis zu 14 Stunden nachwirken. Wir fühlen uns nach dem Aufwachen müde und haben einen Kater. Wir müssen ein Aufputschmittel nehmen, weil der medikamentöse Schlaf keine Erfrischung brachte.

Schlafmittel mit Barbitursäure verkürzen oder unterdrücken auch die Traumphase. Sie ist für unsere Entspannung deshalb so wichtig, weil wir in unseren Träumen auf noch ungeklärte Weise vieles von dem Versäumten, Unerledigten und Unbewältigten, was von uns ins Unbewußte abgedrängt wurde, aufarbeiten können.

Sigmund Freud erkannte: »In Träumen produzieren wir Bilder, die die Gefühle und Affekte wecken, welche wir für unsere Zwecke brauchen. Das heißt, um die Probleme zu lösen, mit denen wir zur Zeit des Traums konfrontiert werden, und zwar im Einklang mit unserem Lebensstil.«

Die meisten Schlaftabletten beeinträchtigen das natürliche Schlafverhalten. Das ergab ein Test mit gesunden Studenten ohne Schlafstörungen. Nachdem sie zwei Wochen lang freiwillig Schlaftabletten eingenommen hatten, dauerte es vier Wochen, bis sie wieder normal schlafen konnten.

Außerdem kommt es bei Schlafmitteln zu einer Gewöhnung des Körpers. Der Abbau des Mittels erfolgt so rasch, daß kein schlaffördernder Effekt mehr eintritt. Das verführt zur Einnahme immer größerer Mengen mit immer größer werdenden schädlichen Folgen. Auch die sogenannten Tranquilizer haben ihre Gefahren.

Es gibt Menschen, die behaupten, ohne ihr Valium oder Adumbran nicht mehr schlafen zu können. Mit ihrer beruhigenden und schlafanstoßenden Wirkung sind solche Mittel zwar eine Bereicherung. Aber der künstliche Seelenfrieden, den sie für kurze Zeit herstellen, verdeckt nur die Probleme, die uns »normal«

nicht einschlafen lassen. Auch hier ist der Schritt zur Abhängigkeit nur kurz.

Nicht der Schlaf aus der Apotheke, nur der wiederhergestellte natürliche Schlaf kann uns Entspannung bringen.

Um ihn zu erreichen, müssen wir gegebenenfalls unseren Lebensstil ändern. Wir müssen uns bemühen, unsere Probleme, die uns bis in den Schlaf verfolgen, klaren Lösungen zuzuführen. Wir müssen Streßsituationen so weit wie möglich vermeiden. Das kann unter Umständen bedeuten, eine Stellung aufzugeben, die uns überfordert oder in der wir es mit mißgünstigen Kollegen oder einem Chef zu tun haben, dem wir nichts recht machen können. Wir müssen ein sinnvolles Training oder unter Umständen Psychotherapie durchführen. Wie ich schon erwähnte, ist das autogene Training zur Beseitigung von Schlafstörungen besonders wirkungsvoll.

Wenn wir aber eine Situation, die uns in Spannung hält, nicht ändern können, sollten wir wenigstens versuchen, unsere innere Einstellung zu ändern.

Ein amüsantes Beispiel schildert Dr. Kirch in seinem Buch über Schlafstörungen. Ein Bischof beklagte sich einst bei Papst Johannes XXIII., daß ihm die Bürde seines Amtes den Schlaf raube. »In den ersten Wochen meines Pontifikats erging es mir ebenso«, erwiderte der Heilige Vater. »Aber eines Nachts erschien mir ein Schutzengel und sagte: ›Nimm dich nicht so wichtig, Giuseppe.‹ Seitdem schlafe ich prächtig.«

4. Urlaub: Druckwechsel für Körper und Seele

Koffer packen. Weg vom Schreibtisch. Raus aus den eigenen vier Wänden. Tapetenwechsel. Einmal im Jahr wird es für Millionen Menschen zur Wirklichkeit: Urlaub.

Wir verbinden mit diesem Wort: Sonne, Braunwerden, Strand, Meer, Palmen. Aber auch Gesundheit, Wiederfitwerden, Entspannung.

Der Starnberger Psychologe Heinz Hahn ermittelte als Urlaubswünsche der Deutschen: 65 Prozent suchen einen Erholungsurlaub, 32 einen Gesundheitsurlaub, 16 Prozent einen Amüsierurlaub, 19 Prozent einen Familienurlaub. (Einige dieser Wünsche überschneiden sich.)

Der Mensch sucht im Urlaub also vor allem Entspannung. Er möchte wieder auftanken, wieder frisch und ausgeruht zurückkommen. Aber die meisten nutzen diese Pause nicht richtig. Nur jeder vierte erholt sich im Urlaub tatsächlich.

Das hängt damit zusammen, daß die meisten ihren Urlaub nicht richtig auf ihre Bedürfnisse abstellen. Sie planen ihn zwar – aber falsch. Sie fahren ins falsche Klima. An den falschen Ort. Und tun dort auch noch das Falsche.

Schade um die drei Wochen. Schade um die verschenkte Gelegenheit.

Bis zum vorigen Jahrhundert kannte man Urlaub noch nicht. Primitive Kulturen kommen auch heute noch ohne Urlaub aus. Auch Tiere kennen keinen Urlaub. Von Natur aus scheint das Ausruhen durch Schlaf für die Regeneration eines Organismus auszureichen. Unsere moderne Zivilisationsgesellschaft braucht den Urlaub aber als Druckausgleich. Die Spannungen, die sich durch die tägliche Reizüberflutung in uns aufbauen, können wohl nur über einen längeren Zeitraum abgebaut oder ausgelöscht werden.

Was wir brauchen, ist der Druckausgleich für Seele, Geist und Körper. Das heißt, wir sollten im Urlaub genau das Gegenteil von dem tun, was wir sonst tun.

Jemand, der täglich hinter dem Ladentisch oder an der Werkbank steht, der hinter einem Schalter oder an einer Kasse sitzt, sollte alles andere tun, als drei Wochen wiederum in Bewegungslosigkeit zu verharren. Alles andere als träge in der Sonne zu braten. Er braucht Bewegung, Anregung, Abwechslung, Erlebnisse – den Aktivurlaub.

Anders der Urlauber, der zu Hause von Termin zu Termin hetzt, der im Auto ständig unterwegs ist, derjenige, der immerzu neue Situationen, neuen Streß zu bewältigen hat. Er sollte alles andere tun als drei Wochen lang weiterzujagen, indem er etwa eine Busreise durch Nordamerika abschließt oder eine Abenteuerreise durch die Sahara. Er braucht Ruhe, Abschalten, Meer, Berge, Stille, kleine Wanderungen – den Passivurlaub.

Für jeden gibt es zudem ein Idealklima, einen idealen Urlaubsort. Dem sogenannten »Wärmetyp« bekommt der sonnige Süden besser, dem »Kältetyp« der kühlere Norden. Der eine braucht die Höhe der Berge, der andere die Tiefe der Täler. Der Hausarzt kann uns beraten, ob nun Rimini oder die Ostsee, ob Tirol oder Kenia für uns besser geeignet ist.

In allen Urlaubsgebieten werden Menschen krank, weil sie den falschen Ort, die falsche Gegend ausgewählt haben. Sie werden mit der Belastung nicht fertig, die das falsche Klima für sie bedeutet. Allein auf den Kanarischen Inseln erleidet nach Angaben des Arbeitsmediziners Professor Müller-Limroth jeden Tag ein Urlauber einen Herzinfarkt.

Besonders kritisch ist nach der Erfahrung von Urlaubsforschern der »dritte Tag«. Gemeint ist der dritte Tag nach der Ankunft. An diesem Tag kommt es zu den meisten Infarkten und Kreislaufzusammenbrüchen. Nicht von ungefähr.

Unser Körper begreift nicht, was mit Urlaubsantritt eigentlich mit ihm geschieht. Er muß sich plötzlich vom Spannungsmechanismus auf den Entspannungsmechanismus umstellen. Dem sonst aufgepeitschten Herzen fehlt mit einemmal der Streß, der es weiterpeitscht. Folge: Unser Motor sackt ab. Aber gerade in dieser Phase, es ist meistens der dritte Tag, hat der Mensch, der sich nach der Reise ausgeruht fühlt, das Bedürfnis, sich zu beweisen. Er läuft oder schwimmt weite Strecken, die er nicht gewöhnt ist. An die Stelle der seelischen tritt die körperliche Überforderung. Das Herz streikt, macht nicht mehr mit.

Wenn der Urlaub unserer Gesundheit dienen soll, muß der Übergang von der Spannung zur Entspannung harmonisch sein.

Es ist falsch, sich vom Streß der Arbeit in den Streß einer langen, ermüdenden Autofahrt zu stürzen. Besser: Dazwischen einen Tag Pause einlegen. Einen Tag, um in aller Ruhe zu packen. Um sich durch die entsprechende Lektüre auf Land und Leute vorzubereiten.

Wer glaubt, daß er einen Urlaubstag gewinnt, wenn er geradewegs vom Arbeitsplatz ins Auto springt, kann mehr als diesen einen Tag verlieren: seine Gesundheit, womöglich sein Leben.

Wer mit dem Wagen fährt, sollte lange Strecken in mehreren Etappen zurücklegen. Am Urlaubsort nicht sofort in den Liegestuhl fallen lassen, sondern aktiv bleiben, um dem Körper den Übergang zu erleichtern. Den Übergang von den hohen auf die langsamen Drehzahlen.

Die Gefahr ist groß, daß wir dem Streß im Alltag den Streß im Urlaub hinzufügen. Zuviel Sonne, zu viele Strapazen, zu viele Vergnügungen. Klüger wäre es, Entspannung durch schöpferische Tätigkeiten zu suchen. Fotografieren und Filmen kann ein Anfang sein. Jeder sollte einmal versuchen, das Urlaubspanorama mit einem Zeichenstift festzuhalten. Wie gut oder schlecht es auch gelingen mag – es hilft uns, einmal völlig abzuschalten.

Dann der umgekehrte Wechsel. Von der Entspannung der Urlaubswelt in die Spannung der Arbeitswelt. Er gelingt nur den wenigsten so harmonisch, wie er sein sollte.

Möglichst am letzten Urlaubstag rasen die meisten in einem »Rutsch« von Rimini nach Regensburg. Ein »Rutsch«, der in den vielen Staus zum Alptraum wird. Ein »Rutsch«, der die Erholung von Wochen in Stunden wieder aufzehren kann. Aus dem Urlaub zurück, ist man erst recht »urlaubsreif«.

Besser: In Etappen zurückfahren. Sich Zeit nehmen. Sich körperlich auf den Klimawechsel und seelisch wieder auf den Alltag einstellen.

Ein Wort noch zu den Urlaubskompromissen. Es kann sein, daß der Familienvater zur Entspannung das Abschalten braucht, daß die Mutter aber endlich etwas erleben möchte. Das eine Kind braucht den Klimareiz der Nordsee, für das andere wären milde Luft und Sonne besser.

In solchen Fällen muß man abwechseln. Mal kommt der eine, mal der andere an die Reihe. Sind die Kinder größer, sollte jeder von Zeit zu Zeit mindestens einen Teil des Urlaubs zum Alleingang nutzen. Damit er die für ihn optimale Erholung und Entspannung finden kann.

5. Urlaub im Alltag: die schönsten Hobbys

Selbst der beste, erholsamste Urlaub kann natürlich nicht alle die Streßreize abbauen, denen wir täglich ausgesetzt sind. Den Lärm. Den Ärger. Die Hektik. Das Gerenne. Den Streit. Die Mißgunst. Die Angst.

Deshalb brauchen wir nicht nur den Druckausgleich im Urlaub. Wir brauchen ihn auch zu Hause. Machen wir Urlaub im Alltag.

Etwa, in dem wir uns ein Hobby suchen. Eine Tätigkeit, die uns Freude macht, die unsere Gedanken ablenkt.

In jedem steckt eine vielleicht noch verborgene Begabung. In jedem ein Stückchen Kreativität. Der eine hat Talent zum Zeichnen, der andere zum Formen mit Knetmasse und Ton. Ein dritter ist musikalisch begabt oder schöpferisch im Erfinden von Geschichten. Erinnern Sie sich an die Lieblingsbeschäftigungen Ihrer Jugend. Bringen Sie Ihre Fähigkeiten ans Licht.

Etwa das Malen. Ein früherer Abteilungsleiter einer Bank stellte kürzlich in München mit 67 Jahren zum erstenmal seine Bilder aus – und verkaufte sofort einige davon. »Um ehrlich zu sein«, bekannte er, »mein Hobby füllt mich mehr aus und gibt mir mehr als damals mein Beruf.«

Für mich ist Lesen eines der faszinierendsten Hobbys. Ebenso wie für bestimmte Bücher sollte man sich auch für deren Verfasser interessieren. Was waren das für Menschen? Wann lebten sie? Wie lebten sie? Nehmen wir als Beispiel Leo Tolstoi. Vielleicht kennen Sie einen Roman von ihm. Aber wußten Sie, daß er 1853 als Offizier am Krimkrieg teilnahm? Daß er als Gutsherr seine Leibeigenen freiließ? Daß seine Frau ihm 13 Kinder schenkte? Und daß sie sein umfangreiches Werk »Krieg und Frieden« siebenmal mit der Hand abschrieb? Solche Einzelheiten herauszufinden, in Bibliotheken und Antiquariaten, ist Detektivarbeit – und eine wunderbare Ablenkung.

Auch Sammeln ist ein Hobby, das uns nicht nur entspannt, sondern zugleich unser Wissen vertiefen kann. Wer etwa Briefmarken sammelt, sollte sich dafür interessieren, wie es zur Zeit der Herausgabe einer bestimmten Marke in ihrem Ursprungsland aussah. Also zum Beispiel, wer gerade regierte. Wie die politischen und sozialen Verhältnisse waren. Durch eigene Nachforschungen wird er womöglich mehr über Geschichte und Geographie erfahren, als er je in der Schule lernte.

Ich selbst entspanne mich gerne durch Musik. Töne und Rhythmen können eine Lärmbelästigung sein. Wenn man etwa an die Lautsprechermusik in vielen Touristikzentren denkt. In ihrer harmonischen Form, wie wir sie in Konzerten, in der Oper oder zu Hause von Platten hören, können sie Spannungen in uns lösen oder uns motivieren, etwas zu schaffen. Musik kann auch dämpfend auf den Organismus wirken und ist so eine ernstzunehmende Medizin.

Der Erlanger Professor Demling prüfte, inwieweit eine als wohltuend empfundene Musik über das vegetative Nervensystem zur Senkung von Magenbeschwerden beitragen könnte. Er spielte gesunden Versuchspersonen zwischen 20 und 25 Jahren die Werke verschiedener Komponisten vor. Danach untersuchte er die Säurebildung im Magen der Hörer. Als wirksamstes »Medikament« erwies sich Mozarts »Kleine Nachtmusik«. Dabei wurde die Säurebildung um ein Viertel bis zu einem Drittel gesenkt. Bei Beethovens »Fünfter« kam es zu einer geringeren Senkung. Die Musik der Rolling Stones bewirkte eine leichte Senkung nur bei denjenigen, die sich als Fans durch oftmaliges Anhören schon an sie gewöhnt hatten.

Musik dämpft. Musik entspannt. Sie ist also ein hervorragender Druckausgleich für Körper, Geist und Seele. Besonders natürlich dann, wenn man nicht nur zuhört, sondern ein Instrument spielt.

Für ein gutes Entspannungsmittel halte ich auch das Tanzen. Ich habe es ja schon als gute Bewegungsübung empfohlen.

In alten Kulturen und bei Naturvölkern von heute hat es die Funktion einer Gruppentherapie. Die Medizinmänner erreichen mit den Kulttänzen eine Entspannung, die bis in den Trancezustand führt. In Trance versetzen können und sollen uns die modernen Gesellschaftstänze natürlich nicht. Aber sie können etwas anderes: den Streß des Tages in körperliche Bewegung umsetzen.

Tanz bringt zudem Stimmung. Tanz macht gesellig. Tanz knüpft Kontakte zu anderen Menschen.

Der beste Ausgleich ist allerdings nicht ein gelegentliches Tänzchen auf einer Party, auf einem Betriebsfest oder im Urlaub. Der beste Ausgleich ist ein gezieltes Training in einem Tanzsportclub – manche Sportvereine haben eine Tanzsportabteilung – oder in einer Tanzschule. Man kann sogar das Deutsche Tanzsportabzeichen erwerben, vergleichbar dem Deutschen Sportabzeichen.

Aber das hat schon wieder mit Leistung zu tun. Und ein Hobby sollte sich ja weniger an einer Leistung als an der Freude orientieren.

Wenn von Hobbys gesprochen wird, vergißt man allzuleicht die eigene Familie. Aber gerade mit ihr können wir wohltuende Entspannung finden.

Gibt es etwa eine schönere Entspannung für einen jungen Vater als seinem Baby in die Augen zu sehen? Als seinem Blick zu begegnen, der schon so wissend zu sein scheint? Gibt es eine schönere Entspannung für eine Mutter als die Beschäftigung mit ihrem Kind? Durch unsere Kinder können wir die Welt neu wahrnehmen und neu erfahren.

Untersuchungen haben übrigens ergeben, daß Väter mit ihren Kindern meistens sehr viel besser spielen als Mütter. Sie sind zwar nicht so geduldig, aber erfindungsreicher. Das »Kind im Manne« wird wieder wach. Im Spiel fallen alle Spannungen von ihm ab.

Sind die Kinder größer, müssen wir anfangen, ihnen zuzuhören. Das Beschäftigen mit ihren Problemen lenkt uns von den eigenen Problemen ab.

Zum Thema »Familie als Hobby« gehört aber nicht nur die Kontaktpflege zwischen Eltern und Kindern. Dazu gehört vor allem auch die Kontaktpflege zwischen den Ehepartnern.

Einer meiner Bekannten wurde von einem Reporter gefragt, was denn seine schönste Freizeitbeschäftigung sei. Seine Antwort: »Meine Frau.« Damit meinte er nicht nur Liebe und Zärtlichkeit. Nicht nur die Sexualität. Nicht nur das gemeinsame Gespräch. Jene Dinge also in einer Partnerschaft, die vor allem zur Entspannung beitragen. Damit meinte er auch, daß er viele Gedanken und viel Phantasie darauf verwendet, sich seine glückliche Zweisamkeit zu erhalten.

Ich weiß von ihm, daß seine Ehe seit 20 Jahren deshalb so gut funktioniert, weil er sich für seine Frau immer etwas Neues einfallen läßt.

Manchmal überrascht er sie mit Theaterkarten. Manchmal mit der Einladung in ein neues Lokal. Mal mit einem neuen Kleid. Mal mit einem Wochenendausflug, den er alleine geplant hat. Damit gibt er immer wieder zu verstehen, wie wichtig, wie einzigartig sie für ihn ist. Und sie revanchiert sich nach besten Kräften. Zwei Menschen, für die der Partner das liebste Hobby ist.

Wichtig ist natürlich auch die Kontaktpflege zur älteren Generation. Wir sollten die alleinstehende Mutter oder den einsamen Vater mal zu einer Geselligkeit einladen, mal zu einer Autofahrt. Oder sie mit einem kleinen Geschenk überraschen. Es gibt so viele Möglichkeiten, Familienangehörigen eine Freude zu bereiten. Freude, die auf uns zurückfällt.

Erwähnen möchte ich natürlich auch den Sport. Auch er gehört zu den wichtigsten Hobbys. Vor allem sportliche Übungen sind ja geeignet, Streß abzubauen und Streß vorzubeugen. Über empfehlenswerte Sportarten habe ich schon ausführlich im Kapitel »Richtig bewegen« berichtet.

Empfehlenswert ist auch das Saunabaden.

6. Sauna: das gesellige Schwitzen

Man sitzt auf Holzbrettern. Man schwitzt bei 90 Grad Celsius. Eine Temperatur, die einen unter anderen Umständen in Panik versetzen würde. Man spürt, wie das Herz klopft. Man mutet dem Kreislauf in zehn Minuten eine Anstrengung wie bei einem 3000-Meter-Lauf zu.

Und dennoch erfreut sich die Sauna zunehmender Beliebtheit. Rund zwei Millionen Menschen sind bereits Stammgäste in den rund 3000 öffentlichen Saunas im Bundesgebiet.

Sauna ist gesund. Sie kann unseren Körper widerstandsfähiger gegen Erkrankungen und Beschwerden machen. Allerdings ist sie für Menschen mit labilem Kreislauf oder erhöhtem Blutdruck nicht ohne Probleme. (Sie sollten zur Abkühlung auf das kalte

Tauchbecken verzichten und die sanfteren Flachgüsse vorziehen.) Sauna hat für den gesunden Menschen eine positiv anregende Wirkung. Zugleich sorgt sie für eine wohltuende Entspannung.

Psychologen und Verhaltensforscher wollten wissen, warum die Sauna bei uns so hoch im Kurs steht. Ergebnis: nicht nur wegen der Gesundheit. Etwas anderes kommt hinzu: Sie hat sich zu einer neuen Kommunikationsform entwickelt – zum bevorzugten Treffpunkt der kontaktarmen Großstadtmenschen. Motto: Nackt und nackt gesellt sich gern.

»In der Sauna sind Gleichgesinnte unter sich«, erkannte der Hamburger Psychologe Ernst Naeher. »Deshalb treffen sich hier immer mehr Leute aus Kunst, Kultur, Wissenschaft und Wirtschaft. Hier können sie ungestört und völlig entspannt über Probleme sprechen.«

Entspannung durch geselliges Schwitzen suchten schon die alten Römer. Unter Kaiser Constantin gab es in Rom 850 Bäder und 15 Thermen. Die größte Thermenanlage verfügte über eine Bibliothek und Gesellschaftsräume. Die Bäder dienten also damals schon nicht nur der Gesundheit, sondern waren auch Stätten des Gedankenaustauschs, der Kommunikation.

Entspannung durch Schwitzen. Entspannung durch Begegnung. Entspannung durch Ruhe.

Ruhe ist in den Holzkabinen aus finnischer Fichte oberstes Gebot. Heißt es doch in der deutschen Saunaordnung: »Lärmen, Singen, Pfeifen, Betrieb von Rundfunkgeräten und das Mitbringen von Hunden ist verboten.«

Bei 90 Grad Celsius, abwechselnd mit eiskalter Abkühlung, seinen Körper richtig spüren, in Gegenwart anderer Nackter, die ein Gemeinschaftserlebnis vermitteln – das läßt nach der Erfahrung von Streßforschern »in der Tat alle anderen Alarmreize und Ängste verblassen«.

7. Akupunktur: Ruhe durch Nadeln

Es gibt Menschen, die zu nervös sind, um sich einem Hobby zu widmen. Oder die wegen ihres hohen Blutdrucks nicht oder nur selten in die Sauna gehen. Sie müssen erst einmal »ruhiggestellt«, ihr Blutdruck muß reguliert werden, damit sie generell Entspannung finden können.

Ihnen kann die Akupunktur helfen.

Mit dieser Methode sind wir in der Lage, Organfunktionen anzuregen oder zu dämpfen. Wir können mit Hilfe von Nadelstichen in bestimmte Punkte des Körpers oder durch bestimmte Punktkombinationen die im Fluß befindliche Lebensenergie lenken.

Die exakte Wirkungsweise der Akupunktur ist noch nicht vollkommen erhellt worden. Aber immer mehr Mediziner und Behandler setzen sie als Methode zur sanften Beeinflussung bestimmter Krankheitszustände chronischer Art ein.

Ebenso wie in China, wo heute rund 25 Prozent aller Patienten ohne Narkose mittels Akupunktur relativ schmerzfrei operiert werden, wird die Akupunktur zunehmend auch im Bundesgebiet bei größeren chirurgischen Eingriffen eingesetzt. So zum Beispiel an den Universitätskliniken in Gießen und München. Selbst bei langwierigen und komplizierten Operationen am offenen Herzen dienen dort Akupunkturnadeln als »Schmerzdämpfer«. Dadurch können stark wirkende Narkosemittel eingespart werden.

Der Patient wird durch Nadeln, die elektrisch stimuliert werden, über Stunden hinweg in einem Zustand der Gefühllosigkeit, in einem Dämmerzustand zwischen Wachen und Schlaf gehalten, der noch Reaktionen und Reflexe zuläßt, die dem Chirurgen während der Operation wichtige Hilfen sein können.

Ähnlich geht der Behandler vor, wenn er einen gestreßten Patienten, der übernervös ist, in einen Zustand der tiefen Ruhe, der Entspannung versetzt.

Seelische Probleme lassen sich dadurch natürlich nicht lösen. Aber Fehlschaltungen im negativen Nervensystem, die dadurch entstehen, können durch die richtige Akupunktur beseitigt werden.

Welche Art der Akupunktur für den jeweiligen Fall am besten geeignet ist, weiß der erfahrene Behandler.

8. Mein persönliches 10-Punkte-Entspannungsprogramm

Keine Generation vor uns war solchen Reizüberflutungen ausgesetzt wie unsere. Unser Körper hat sich dem zunehmenden Streß aber nicht angepaßt. Er reagiert immer noch so wie einst der Körper des Urmenschen. Der biologisch tief in uns verankerte Verteidigungsmechanismus hat zwar immer noch seinen Nutzen für uns. Aber dadurch, daß der Mensch »seelisch oft anläuft, aber körperlich meistens nicht abspringt«, entartet dieser Mechanismus und wird zum Auslöser vieler Krankheiten.

Keine Generation vor uns hat deshalb so der Entspannung bedurft wie wir. Unsere vordringliche Aufgabe muß es sein, ein Gegengewicht gegen den krankmachenden »Distreß« zu schaffen.

Koffein, Nikotin, Alkohol, Hasch, Weckamine und Tranquilizer sind der falsche Weg. Solche Mittel entspannen uns nur scheinbar. Auch das Fernsehen, das so viele Vorzüge hat, das uns hilft, etwa durch kurzweilige Filme Spannungen abzubauen, kann im Übermaß genossen oder durch »aufregende« Sendungen unser Spannungspotential erhöhen.

Der richtige Weg zur Entspannung führt über körperliche, geistige und damit verbunden seelische Aktivitäten.

Viele von uns müssen eine neue Einstellung gegenüber Urlaub und Freizeit finden. Sie müssen sich um ein besseres Verständnis dessen bemühen, was in uns vorgeht. Nur so können wir erkennen, wie wichtig der Ausgleich ist. Vom Streß zum Sichfallenlassen. Von der Spannung zur Entspannung.

Und nur so kann jeder die Entspannungsrezepte entwickeln, die für seine spezielle berufliche und private Situation richtig sind. Wie die Rezepte für die Bewegung sind auch die Rezepte für die richtige Entspannung von Fall zu Fall verschieden. Der Briefträger, der den ganzen Tag auf den Beinen ist, braucht einen anderen Ausgleich als die Buchhalterin, die den ganzen Tag verkrampft am Schreibtisch sitzt. Der Pilot, dessen Geist stets voll konzentriert sein muß, einen anderen als die Frau mit der mechanischen Tätigkeit am Fließband.

Für jeden zutreffende Regeln lassen sich deshalb nicht aufstellen. Aber ich kann Ihnen sagen, welche Punkte für mich zur täglichen Entspannung wichtig sind. Was ich als Ausgleich gegen die Forderungen und Überforderungen des Tages tue.

Hier sind meine persönlichen 10 Punkte:

1. Ich beginne den Morgen mit zwei Grundübungen des autogenen Trainings. Mit den Formeln: »Ich schaffe heute mein Arbeitspensum, ich arbeite gerne.« Und: »Zu jeder Zeit Gelassenheit.« Dauer: etwa vier Minuten.

2. Ich unterbreche am Vormittag meine Arbeit mit einer Entspannungsübung, die zugleich das Konzentrationsvermögen stärkt. Ich versuche, aus dem Kopf Dinge aufzuzeichnen, die ich täglich sehe. Zum Beispiel den Baum vor meinem Fenster. Die Eingangstür meines Instituts. Oder den Treppenaufgang.

   Dabei kommt es nicht auf das Künstlerische, es kommt auf die Genauigkeit an. Dauer: etwa drei Minuten.

3. Ich lege am Mittag einen »Trimm-Fünfer« ein. Das heißt: fünf Minuten leichte Gymnastik am offenen Fenster. Danach Muskeln schütteln, tief durchatmen.

4. Ich schalte am Nachmittag zwischendurch ab, indem ich mich in meinem Sessel zurücklehne und meine Gedanken »an die Leine« nehme. Ich denke nur an einen bestimmten Gegenstand. Etwa an einen Stuhl. Oder an einen bestimmten Begriff. Etwa an Freude. Was bedeuten diese Gegenstände, diese Begriffe für mich? Die Gedanken dürfen nicht abschweifen. Dauer: etwa drei Minuten.

5. Ich beschließe den Arbeitstag mit einem Spaziergang mit meinem Hund. Ich nehme mir vor, alle Sorgen des Tages spätestens hinter dem fünften Haus, an dem ich vorbeikomme, zu vergessen.

6. Ich schwimme 1000 Meter. Das ist für mich die beste Entspannungsübung, um die Reste an Streß in körperliche Bewegung umzusetzen. Ich spüre, wie mit jedem Armzug mein Geist klarer wird, wie alle Unruhe von mir abfällt.

7. Ich suche das Gespräch mit meiner Frau. Die eigenen Probleme treten in den Hintergrund, wenn man sich mit den Problemen und Gedanken des Partners beschäftigt. Was fühlt, was empfindet der Mensch an meiner Seite?

8. Ich entspanne mich durch Lesen. Je nach Gemütslage beschäftige ich mich zum Beispiel mit Konfuzius, dem großen chinesischen Philosophen, der die Tugenden der Menschenliebe, der Gerechtigkeit und der Ehrerbietung so hochstellte. Oder ich lese eine Biographie. Aber auch schon mal einen guten Krimi.

9. Ich höre Musik oder sehe fern. Ich sehe mir nicht wahllos jedes TV-Programm an, sondern nur Sendungen, die mich besonders interessieren. Bei der

Musik bevorzuge ich Klassisches. Etwa Vivaldi oder Mozart. Gerne höre ich mir auch Volkslieder an.

10. Ich beschließe den Tag mit einer Übung des autogenen Trainings. Mit der Formel: »Ich schlafe fest bis morgen früh.« Der Schlaf kommt dann meistens in wenigen Minuten.

Durch diese Entspannungsübungen fühle ich mich nicht nur stets frisch und ausgeruht. Sie haben mir auch zu einer großen Gelassenheit verholfen.

Ich muß mir schon Mühe geben, um mich zu ärgern.

Sechste Säule: Richtig vorsorgen

1. Was jeder selbst tun kann

»Wer mit 70 eine reizende ältere Dame sein möchte, muß schon mit 17 damit anfangen.« Dieser Satz stammt von Agatha Christie, der englischen Kriminalschriftstellerin. Ein kluger Satz. Eine Aufforderung, vorzusorgen. Schon rechtzeitig etwas für Körper, Geist und Seele zu tun.

Man könnte diesen Satz abwandeln: Wer mit 70 möglichst gesund sein will, sollte schon mit 17 damit anfangen. Er sollte rechtzeitig und richtig Vorsorge treffen.

Aber merkwürdig: Die eigene Gesundheit scheint den Menschen in unserem Lande nicht so wichtig zu sein. Nur ein Drittel der Bevölkerung des Bundesgebietes sucht regelmäßig »vorsorglich« einen Arzt auf. Zwei

Drittel warten mit dem Gang zum Doktor, mit der Vorsorge im allgemeinen, bis es oft zu spät ist.

Sie leben in den Tag hinein. Sie erkennen nicht, daß das Leben, das sie führen, ihr größter Risikofaktor ist. Sie begreifen nicht, daß es nicht vorrangig Aufgabe der Medizin, sondern zunächst und vor allem ihre eigene Aufgabe ist, sich gesund zu erhalten.

Der Gesetzgeber hat eine Gurtpflicht für Autos einge-führt. Niemand hat bisher eine Gurtpflicht für unsere Gesundheit eingeführt. Sicherheit aus eigener Initiati-ve aber ist den meisten zu lästig. So fahren sie unge-schützt umher – und wundern sich, daß sie den Zu-sammenprall mit der Krankheit oft nur mit schwersten Schäden überstehen.

Richtige Vorsorge muß möglichst früh beginnen. Schon beim Kind. Eltern können verhindern, daß es durch falsche Ernährung die Anlage zur Fettsucht mitbekommt. Daß es also nicht für Herz- und Kreis-laufkrankheiten, für Diabetes und Gicht disponiert wird. Eltern können Jugendlichen eine vernünftige Lebensweise ohne Nikotin und ohne – oder mit mög-lichst wenig – Alkohol vorleben.

Erwachsene sollten an den Vorsorgeuntersuchungen zur Früherkennung von Krebs teilnehmen. Denn ge-rade die gefürchtetsten Krankheiten verlieren an Schrecken, wenn sie rechtzeitig erkannt werden. Er-wachsene sollten aus Sorge um ihre Gesundheit, aus Vorsorge gegen Krankheit die bekannten Risikofakto-ren weitgehend ausschalten.

Gesund alt werden heißt das erstrebenswerte Ziel. Wie alt? 80, 90, 100 Jahre? Warum nicht?

Hundertjährige fahren Auto. Hundertjährige arbeiten noch. Hundertjährige sind aktive Mitglieder in Vereinen. Hundertjährige machen Waldläufe und sind vitaler, als man bisher annahm. Das ergaben neuere Untersuchungen.

Nicht jeder kann so alt werden. Denn das erreichbare Alter eines Menschen hängt von vielen Faktoren ab, die er nicht beeinflussen kann. Etwa von seinen Erbanlagen. Und wer kann sich schon vier langlebige Großeltern aussuchen – nach der Statistik der beste »Garantieschein« für Langlebigkeit.

Aber jeder kann dafür sorgen, daß er sein Leben nicht unnötig verkürzt. Durch Raubbau an seinen Kräften. Durch falsche Lebensführung. Durch Fahrlässigkeit.

Manche Menschen begehen Selbstmord mit dem Strick. Das geht am schnellsten. Andere Menschen bringen sich mit Messer und Gabel um. Oder mit der Schnapsflasche. Das dauert länger und ist qualvoller, führt aber zum selben Ergebnis. Solche Leute sagen dann oft: »Lieber kurz und gut leben als lange und auf vieles verzichten.«

Das ist die Philosophie der Völlerei. Die Philosophie des selbst verschuldeten Untergangs.

Ich möchte dem entgegensetzen, daß wir uns das Geschenk des Lebens möglichst lange erhalten sollten. Es kommt meiner Meinung nach allerdings nicht so sehr darauf an, daß man ein hohes Alter erreicht, sondern daß man ein hohes Alter möglichst gesund erreicht.

Oder wie es der Erlanger Professor Schubert ausdrückte: »Wir sollten nicht anstreben, möglichst lange zu leben, sondern möglichst spät jung zu sterben.«

Eine griffige Formel. Möglichst spät jung sterben – wie können wir das erreichen?

Durch das *richtige* Vorsorgen – für mich eine weitere wichtige Säule unserer Gesundheit.

Vorsorgen heißt: natürlich leben. Aber auch: möglichst einfach leben.

Die Bauern von Vilcabamba in Ekuador oder von Abchasien in der Sowjetunion leben natürlich und einfach. Sie müssen es, weil sie bettelarm sind. Das Resultat dieser Lebensweise: Dort gibt es die ältesten Menschen auf unserer Erde.

Weil du arm bist, kannst du also länger leben? Das ist so abwegig nicht. Denn: Wer reich ist, lebt oft kürzer.

In jedem zweiten Krankenhausbett im Bundesgebiet liegt ein Wohlstandskranker. Seit 1950, seitdem es uns nach dem Krieg wieder »besser« geht, nimmt trotz aller medizinischer Fortschritte die Lebenserwartung wieder ab.

Die Lehren, die wir zur Gesundheitsvorsorge daraus ziehen sollten: Wir müssen dem geballten Angebot in den Schaufenstern, der Verlockung durch die Werbung, dem eigenen Drang zum Genießen ein wenig mehr Disziplin entgegensetzen.

Disziplin beginnt bei den kleinen Dingen. Beim Essen. Beim Bier. Bei der Zigarette. Disziplin bedeutet, täglich ein Stück auf den eigenen Beinen zu gehen, auf Kalorien und Joule zu achten, mit Vernunft zu leben.

Disziplin als Vorsorge. Von keinem Vorgesetzten, von keinem Gesetzgeber verordnet. Sondern aus eigenem Entschluß angewendet, um möglichst lange gesund zu bleiben.

Vorsorge ist an kein Alter gebunden. Mit der Vorsorge

können wir auch dann noch beginnen, wenn wir lange vieles falsch gemacht haben.

Denn es ist besser, spät mit einer gesünderen Lebensweise zu beginnen als gar nicht.

2. So kann man dem Herzinfarkt begegnen

Die Arteriosklerose ist die häufigste Krankheit älterer Menschen. Sie ist auch die häufigste Todesursache aller Menschen über 35 Jahre. Jeder zweite stirbt an ihren Folgen. Die Weltgesundheitsorganisation (WHO) nennt sie »Weltgesundheitsfeind Nr. 1«.

Dieser Feind ist eine Gefäßerkrankung. Ihre gefährlichste Sonderform ist der Befall der Herzkranzgefäße und dessen Folgeerscheinung: der Herzinfarkt.

Wie schon geschildert, erleiden im Bundesgebiet jährlich rund 150000 Menschen einen Herzinfarkt. 1980 war er nach Feststellungen des Statistischen Bundesamtes für 51000 Männer und 33000 Frauen tödlich. Der Infarkt wird durch eine Verengung der Blutgefäße ausgelöst, die als Folge einer Verschlackung durch die Arteriosklerose entsteht. An der verdickten Stelle eines Gefäßes können sich Blutgerinnsel (Thrombose) bilden, die zu einem teilweisen oder völligen Verschluß führen. Das Gefäß kann aber auch durch einen in die Blutbahn geratenen Fremdkörper verstopft werden (Embolie). Die Folge des Verschlusses an den Herzkranzgefäßen ist der Infarkt.

Wie können wir dem Herzinfarkt vorbeugen?

Ein Beispiel geben die Mitglieder des New Yorker »Antiinfarkt-Clubs«. Zu ihm haben sich Männer und Frauen zusammengeschlossen, die mit mehr Risikofaktoren belastet sind als die durchschnittliche Bevölkerung.

Die wichtigsten Risikofaktoren, wie sie in allen epidemiologischen Untersuchungen festgestellt wurden, sind: 1. hoher Cholesterinspiegel, 2. Zigarettenrauchen, 3. hoher Blutdruck, 4. Zuckerkrankheit, 5. Gicht, 6. Übergewicht, 7. Bewegungsmangel. Die drei ersten Risikofaktoren sind die gefährlichsten. Besonders groß ist das Herzinfarktrisiko, wenn bei einem Menschen zwei oder alle drei Hauptrisikofaktoren zusammentreffen. Das ist bei 38 Prozent der Männer im mittleren Lebensalter der Fall.

Die Mitglieder des New Yorker Clubs, die sich einer »Vorsichtsdiät« (fettarm) unterwarfen und im übrigen herz-verantwortungsbewußt lebten, erkrankten nach einer Untersuchung durchschnittlich weniger am Herzinfarkt als Angehörige einer Kontrollgruppe, die völlig frei von allen Risikofaktoren war.

Herz-verantwortungsbewußt leben heißt vor allem, daß man seine Rauchgewohnheiten ändern muß.

Eine neuere Untersuchung in England ergab: Rauchende Ärzte zwischen 35 und 45 Jahren erkranken fünfmal häufiger am Herzinfarkt als ihre nichtrauchenden Kollegen.

Und Professor E. Nüssel stellte in einer Studie für die Weltgesundheitsorganisation fest: Für Menschen, die täglich mehr als 20 Zigaretten rauchen, liegt das Ersterkrankungsalter beim Herzinfarkt im Durchschnitt bei 53 Jahren, für Nichtraucher bei 63 Jahren.

Die Beweise sind eindeutig: Nikotin und biochemische Vorgänge beim Rauchen bewirken eine Steigerung der Herzschlagfrequenz. Und damit eine Erhöhung des Sauerstoffbedarfs. Gleichzeitig behindern sie den Sauerstofftransport, erhöhen sie den Anteil der Blutfette, verschlechtern sie die Fließeigenschaften des Blutes, schädigen sie die Blutgefäße, fördern sie die Arteriosklerose und damit die Durchblutungsstörungen.

Ich wiederhole als Vorbeugungsregel Nr. 1 meinen Rat: Am besten gar nicht rauchen. Höchstens aber fünf Zigaretten am Tag.

Dem Infarkt vorbeugen heißt aber auch, das Übergewicht reduzieren.

Eine Fünf-Jahres-Studie in Holland zeigte, daß 86 Prozent der Herzinfarkte bei stark übergewichtigen Männern auftraten. (Etwa 20 Prozent über Normalgewicht.)

Wir sollten vor allem unseren Fettverzehr einschränken. Die Bundesbürger essen pro Tag und Kopf durchschnittlich 130 Gramm Fett. Wir kommen aber mit 70 Gramm aus.

Vorbeugungsregel Nr. 2: Weniger Fett essen. Nicht zuviel Gewicht auf die Waage bringen.

Schließen wir sogleich Regel Nr. 3 an: Sich täglich ausreichend bewegen. Und Regel Nr. 4: Einen zu großen Streß vermeiden.

Dazu gehört auch der Abbau von familiären Spannungen. Eine unglückliche Ehe etwa macht unzufrieden. Und Unzufriedenheit macht herzkrank. Eine Scheidung kann in einem solchen Fall »Medizin« sein.

Aus Vorsorge für das Herz sollten wir auch unseren Ehrgeiz drosseln, den Drang, immer vorne zu sein – wenn wir nicht auch beim Sterben unter den »ersten« sein wollen.

3. Krebs: Wege zur Verhütung

»Er war so zartfühlend, wie man es überhaupt nur sein kann, wenn man über einen Menschen das Todesurteil fällt. So, wie er es sagte, war es mein Todesurteil. Doch ich spürte das Bedürfnis, seine Hand zu berühren – denn in dieser Stunde war er es, der einer Ermutigung bedurfte.«
So schildert die amerikanische Hausfrau Edna Kaehle in ihrem Buch »Wie ich den Krebs bezwang« den Augenblick, als ihr Arzt sie über ihr Leiden aufklärte.
Ähnliche Szenen spielen sich täglich in vielen Sprechzimmern ab. Szenen, die viele für ein unabwendbares Schicksal halten. Ich teile diese Ansicht nicht. Ich bin der Meinung, daß man ein solches Schicksal in vielen Fällen abwenden kann.
Der Tod durch Krebs ist heute fast so häufig wie der Tod durch Herz-Kreislauf-Leiden und häufiger als der Tod durch Herzinfarkt. Täglich sterben bei uns über 400 Menschen an dieser bösartigen Krankheit. 1980 lag die Zahl der Krebstoten in der Bundesrepublik bei 157000.
Von den 60 Millionen Bundesbürgern wird nach offiziellen Voraussagen jeder dritte an Krebs erkranken –

also 20 Millionen Menschen. Jeder fünfte wird daran sterben – also 12 Millionen Menschen. In der Altersgruppe zwischen 40 und 60 Jahren gilt sogar jeder vierte als potentielles Krebsopfer.

Männer erkranken überwiegend am Krebs von Lunge, Luftröhre und Kehlkopf – der sogenannten »Rauchstraße«. Dann folgen Magenkrebs und Darmkrebs. Bei Frauen steht der Krebs der Geschlechtsorgane an erster Stelle, zusammen mit dem Krebs an Eierstöcken und Eileitern. Von großer Häufigkeit sind bei ihnen auch Darmkrebs, Magenkrebs und Brustkrebs. Frauen, die jetzt vermehrt rauchen, müssen genauso wie die Männer mit Lungenkrebs rechnen.

Gibt es eine Vorbeugung gegen diese wohl gefürchtetste Krankheit? Es gibt sie.

Erschrecken Sie nicht, wenn ich Ihnen sage: Sie haben jetzt, in diesem Augenblick, Krebszellen in Ihrem Körper. Das ist normal. Ich habe sie auch. Und täglich bilden sich neue.

Allerdings: Diese Zellen werden unablässig von der »Polizei« in unserem Körper, dem Immunsystem, gesucht, angegriffen und vernichtet. Erst wenn sich diese Krebszellen verstecken, sammeln und unentdeckt vermehren können, kommt es zum Krebs.

Die Lösung des Krebsproblems liegt also nicht in der so unendlich schwierigen Beherrschung eines bereits ausgebrochenen Krebses. Sie liegt in der viel einfacheren Begrenzung der täglichen Krebszellenbildung und in der Stärkung des Abwehrsystems.

Nicht die Behandlung bringt uns also weiter, sondern die Verhütung.

Ich bin sicher: Jeder von uns kann sein persönliches Krebsrisiko auf ein unvermeidbares Minimum herabsetzen. Durch eine für jeden zumutbare Umstellung seines Lebens, gegebenenfalls auch mit Hilfe natürlicher Medikamente ließen sich zwei von drei Krebserkrankungen vermeiden.

Was ist also zu tun?

Vor allem eins: Wir müssen die in unserem Körper zur Abwehr bereiten Lymphozyten, also weiße Blutkörperchen, so schlagkräftig machen, daß sie Krebszellen beim Auftauchen sofort vernichten. Diese Aufgaben erfüllen die T- und B-Lymphozyten. Die T-Lymphozyten gelten als ausgesprochene »Killerzellen«. Sie können erfolgreich aber nur dann »killen«, wenn sie stark genug sind.

Die Stärkung unseres Immunsystems beginnt mit der richtigen Ernährung.

Wer viel ißt, füttert auch seine Krebszellen. Sein Risiko, an Krebs zu erkranken, ist höher als beim Normalgewichtigen.

Nicht von ungefähr. Denn im überlasteten Magen- und Darmtrakt eines Übergewichtigen sind die T- und B-Lymphozyten, die sich in der gesamten Darmwand befinden, in ihrer Aktivität gehemmt.

Bei Frauen kann Übergewicht zu einer ungünstigen Veränderung des Hormonspiegels führen. Nach den Wechseljahren sinkt besonders bei übergewichtigen Frauen der Östrogenspiegel. Hormonempfindliche Krebsarten wie Gebärmutter-, Eierstock- und Brustkrebs haben nun leichteres Spiel.

Man hat versucht, dem Problem Krebs mit einer »krebsfeindlichen« Diät beizukommen. Die großen

Hoffnungen erfüllten sich damit bisher aber nicht. In Einzelfällen jedoch hatten Diäten, die vom Betroffenen oft selbst zusammengestellt wurden, durchaus Erfolg.

Bekannt wurde der Fall eines 50jährigen Beamten aus Basel. Er litt an Dickdarmkrebs. In der Klinik wollte man ihn sofort operieren. Er lehnte ab und begann mit einer Fastenkur. Eine Woche lang Null-Diät. Dann ein Jahr lang Mager-Diät. Er aß dreimal am Tag kleingeschnittenen Spinat und Salatblätter, überstreut mit jeweils drei Eßlöffeln geschroteter Leinsaat. Zwischendurch aß er geraspelte rote Bete (rote Rüben) und kaute stets an einem Stück Süßholz. Er trank Tee aus Brennesselblättern, Schachtelhalm und Klee. Er magerte rasch von 81 auf 55 Kilo ab.

Sein Krebs verschwand innerhalb weniger Wochen. Er blieb fortan krebsfrei und wurde 90 Jahre alt.

Eine naturgemäße Ernährung und Lebensweise kann viel zur Kräftigung unseres Immunsystems und damit zur Krebsabwehr beitragen.

Immer mehr Mediziner schließen sich dieser Auffassung an. So etwa Professor M. Pflanz aus Hannover, der sagt: »Realistische Aussichten, dem Krebs zu entkommen, bieten sich durch drei Möglichkeiten: Vorbeugung, Früherkennung und Verbesserung der Therapie. Nach den bisherigen Erfahrungen ist die Vorbeugung durch Nichtrauchen und Alkoholabstinenz, in Zukunft auch durch Ernährungsumstellung, am meisten erfolgversprechend.«

Dazu gehört allerdings auch noch die Ausschaltung zu starker Streßbelastung, regelmäßige Bewegung und Schwitzen. Störfeldbehandlungen und Entgiftung mit Hilfe der Naturheilverfahren sind eine weitere wirksame Krebsprophylaxe.

Entscheidend ist die Stärkung der körpereigenen Abwehrkräfte. Ich denke da an die Enzymtherapie, an die Vitamine A, E und C, an die Eigenblutbehandlung. Ferner an Mittel, die aus Heilkräutern gewonnen werden. Die Mistel zum Beispiel kann das Wachstum bestimmter Krebszellen verhindern. Und sie kann die Zahl der Abwehr-Lymphozyten, der »Polizisten« in unserem Körper, vermehren.

Viele dieser Naturheilverfahren werden erst im Ernstfall angewendet, wenn also der Krebs bereits ausgebrochen ist. Sinnvoller wäre es, wenn wir sie beim Noch-Gesunden einsetzen würden – zur Vorbeugung.

4. Rheuma-Vorsorge schon beim Baby beginnen

Sind Herzinfarkt und Krebs die gefürchtetsten und gefährlichsten Krankheiten, so ist Rheumatismus die teuerste. Man stirbt nicht daran, aber man kann sich höllisch damit quälen.

Jeder dritte hat Rheuma, zumindest zeitweise. Das schätzt jedenfalls das Statistische Bundesamt. Jeder dritte – das sind immerhin 20 Millionen Menschen.

Davon leiden etwa zehn Prozent, also etwa zwei Millionen Menschen, an schweren und schwersten rheumatischen Schmerzzuständen. Menschen mit chronischer Polyarthritis, mit entzündlicher Wirbelsäulenversteifung (Bechterewsche Krankheit) und mit schweren Arthrosen.

Das Teure am Rheuma: 20000 Arbeitnehmer pro Jahr werden bei uns wegen ihrer deformierten Gelenke und rheumatischen Spätschäden am Herzen, an Muskeln und Geweben zu Frührentnern. Die »Rheumaliga« beziffert den Arbeitsausfall durch rheumatische Leiden jährlich auf 14 Milliarden Mark und die Kosten für Heilbehandlungen auf 300 bis 400 Millionen Mark.

Die altüberlieferte Meinung, Rheuma sei eine Opa- und Omakrankheit, ist irrig. Schon Kinder erkranken an rheumatischem Fieber. Sie sind dann oft ihr ganzes Leben lang belastet, etwa durch Herzklappenfehler. Von den zwei Millionen akut und schwer erkrankten Rheumatikern im Bundesgebiet ist die Hälfte unter 35 Jahre alt. Eine Zunahme von entzündlichem Gelenkrheuma wird neuerdings in den Altersgruppen zwischen 17 und 22 Jahren festgestellt.

Neben den entzündlichen und degenerativen Gelenkerkrankungen gibt es den Weichteilrheumatismus. Er sitzt im Unterhautgewebe, in der Muskulatur, in Sehnen und Bändern des Bewegungsapparates.

Das Tragische an dieser Krankheit: Sie wird von den Gesunden nicht für voll und von den Erkrankten zunächst auf die leichte Schulter genommen – bis es für eine aussichtsreiche Behandlung oft zu spät ist.

Die Vorsorge sollte schon im Babyalter beginnen. Für Säuglinge mit Rückenschäden zum Beispiel ist die Bauchlage besser als die übliche Rückenlage. Man sollte sie allerdings mit Rückenlage und Seitenlage abwechseln.

Gefahren für spätere Schäden drohen dem bewegungsarmen Baby, dem allzu »braven« Kind, dem überfütterten »Dickerchen«. Mangel an Bewegung führt zu Veränderungen an der Wirbelsäule und der Rückenmuskulatur. Nächste Gefahrenquelle: Das »Stillsitzen« in der Schule. Es widerspricht den natürlichen Funktionen des menschlichen Bewegungsapparates, also der Knochen, Gelenke, Muskeln und Bänder. Hier ist ein Ausgleich in den Pausen durch gymnastische Übungen dringend erforderlich.

Schlechte Haltung, die im Kindesalter entsteht, macht sich im Berufsleben bemerkbar. Das vielstündige Stehen an der Werkbank oder hinterm Ladentisch oder das lange Sitzen an der Schreibmaschine führt zu Kreuz-, Rücken- oder Nackenschmerzen. Auch hier ist Ausgleichsgymnastik als Vorbeugung vor einer Verschlimmerung des Grundleidens wichtig.

Vorbeugung heißt, den Abnutzungsprozeß unseres Bewegungsapparates in Grenzen halten. Wir müssen eine vernünftige Balance zwischen Belastung und Belastbarkeit herstellen. Auf einem Münchner Kongreß drückte es ein Sportmediziner so aus: »Wer lädt schon einen Elefanten in ein Auto?«

Wir müssen den Verschleiß der Gelenke durch mechanische Ursachen herabsetzen. Etwa die chronische Überlastung durch Übergewicht. Wir müssen auf den Verschleiß durch biologische und biochemische Ursachen einwirken.

Auf Kongressen wurden von Medizinern klinische Beweise des Gelenkverschleißes durch Diabetes, Gicht und Störungen im Fett- und Eiweißstoffwechsel vorgelegt. Der Heidelberger Professor Horst Cotta:

»Sicher ist, daß Alkoholiker häufiger an bestimmten Durchblutungsstörungen der Gelenkkörper erkranken. Bei Mißbrauch von Nikotin finden wir ähnliche Erscheinungen.«

Die entzündlichen rheumatischen Erkrankungen, so vermuten Experten, gehen auf eine Fehlleistung unseres Immunsystems zurück. Wir müssen es stärken, um Schäden vorzubeugen.

Vorsorge gegen Rheuma heißt also: vernünftige Lebensweise, ausgewogene, möglichst naturbelassene Kost, Reduzierung von Übergewicht und ausreichende Bewegung, die die Durchblutung fördert.

5. Depressionen: Können wir uns davor schützen?

Ein Mann setzt sich eine Pistole an die Schläfe. Ein Mädchen will aus einem Hochhaus springen. Motiv in beiden Fällen: Depressionen.

Etwa 38 Bundesbürger bringen sich täglich um. Mehr Männer als Frauen. Die Gründe sind in den meisten Fällen Depressionen. Eine tiefe Trostlosigkeit, die wie ein Fluch die Menschen unserer Zeit befallen hat.

Nach Angaben der Weltgesundheitsorganisation leiden drei bis fünf Prozent der Weltbevölkerung an Depressionen. Das sind 100 bis 150 Millionen Menschen. In der Bundesrepublik befinden sich zur Zeit etwa zweieinhalb Millionen Depressive in ärztlicher Behandlung. Die »Dunkelziffer«, die Fälle, die nicht behandelt werden, wird dreimal so hoch geschätzt.

Man vermutet, daß jeder fünfte Bundesbürger mindestens einmal eine monatelange depressive Phase durchmacht. Jeder fünfzigste endet in einer solchen Phase durch Freitod. Allein 1977 gab es im Bundesgebiet 13 920 Selbstmörder.

Kein Wunder, daß Depressionen als die »Krankheit der Epoche« bezeichnet werden.

In den Arztpraxen und Kliniken klagen immer mehr Menschen über nervöse Reizzustände, über Erschöpfung, Überforderung und »innere Leere«. Auch die Fälle von Appetitstörungen, Schlaflosigkeit sowie Kopfschmerzen, Schwindelgefühl und allgemeiner Schwäche häufen sich. Dahinter verbergen sich vielfach Depressionen, die in solchen und anderen »Masken« auftreten.

Es gibt Depressionen, die organisch bedingt sind. Etwa durch eine Veränderung der Hirnstruktur, die Folge einer Arteriosklerose, einer Verletzung oder Krankheit ist. Andere Depressionen – man nennt sie »endogen«, das heißt »von innen her« – sind nicht selten erblich bedingt. Die Anlage kann von der Mutter auf den Sohn, vom Vater auf die Tochter übergehen. Davon ist die größte Gruppe der Depressiven betroffen. Ihnen geht es scheinbar gut – und doch sind sie von einer dunklen Grundstimmung erfaßt. Sie scheint aus dem »Nichts« zu kommen.

Eine andere Gruppe depressiver Menschen wird in der Medizin als »psychogen depressiv« bezeichnet. Ihre Seele ist der Last bestimmter Lebensumstände nicht gewachsen. Menschen, die in familiären Spannungen leben, können depressiv werden. Oder Menschen, die einen geliebten Menschen verlieren, geschieden werden, ihre Kündigung erhalten oder eine berufliche Position nicht erreichen.

Der Begleiter depressiver Menschen ist die Angst. Die Angst, mit der jeweiligen Situation, mit dem Leben überhaupt nicht mehr fertig zu werden.

Angst aber senkt den Immunschutz. Die Angriffe auf den Organismus stoßen nicht mehr auf eine stabile Abwehr. An den schwächsten Punkten greifen Krankheiten zuerst an. Krebs bildet sich bei zu schwacher Immunabwehr. Angst kann Rheumatismus fördern oder Auslöser eines Herzinfarkts werden. Bronchitis und besonders Asthma sind körperlicher Ausdruck seelischer Angst.

Angst führt wiederum zu Schlafstörungen, die depressive Tendenzen noch verstärken können – ein wahrer Teufelskreis.

Gibt es bei Depressionen überhaupt eine Möglichkeit zur Vorsorge?

Man kann den Depressionen bestimmter Lebensabschnitte entgegensteuern. Etwa den depressiven Verstimmungen im Klimakterium der Frau oder in den etwa zehn Jahre später auftretenden Wechseljahren des Mannes. Die Depressionen in diesen Phasen sind vielfach Folgen der nachlassenden Hormonproduktion. Hier muß man mit entsprechenden Präparaten einen Ausgleich schaffen.

Treten belastende Lebenssituationen auf, denen wir nicht ausweichen können, sind homöopathische Mittel gut geeignet, unsere Erregung zu dämpfen. Wir können dann einen Schmerz, einen Konflikt besser bewältigen, ohne in tiefe Depressionen zu geraten.

In solchen Fällen empfehle ich die Aussprache mit einem Seelenhelfer. Das kann der Hausarzt sein. Das kann ein Facharzt sein. Aber auch ein kirchlicher Seelsorger. Oder ein Helfer vom Gemeindeamt oder einer caritativen Organisation. Auch die Telefonseelsorge kann unter Umständen von Nutzen sein. Allein 1978 machten über 440000 Bundesbürger von ihr Gebrauch.

Wer sich in schweren Lebenskonflikten befindet, sollte sich nicht abkapseln. Er sollte die Begegnung mit anderen Menschen suchen und sich durch sinnvolle Beschäftigungen wie Lesen oder den Besuch von Konzerten ablenken.

Die wirksamste Vorsorge vor Depressionen aber muß bereits in der Kindheit einsetzen. In Tierexperimenten hat sich gezeigt, daß die Anlagen zum depressiven Verhalten durch frühkindliche Prägungen entstehen. Eine ununterbrochene seelische Belastung in früher Kindheit führt zu ängstlichem Verhalten und zu Depressionen im Erwachsenenalter.

Hier liegt eine große Verantwortung für Eltern und Erzieher.

6. Soll man sich impfen lassen?

Impfen als Vorsorge? Diese Frage ist umstritten. Gegner der Impfungen zitieren gern Fälle, in denen es nach Impfungen zu zum Teil schweren Gesundheitsschäden gekommen ist. Manchmal sogar zum Tod. Anhänger der Impfungen verweisen darauf, daß das

Risiko, an Infektionskrankheiten wie Kinderlähmung, Pocken, Diphtherie und Tuberkulose zu erkranken, heute nur deshalb so gering ist, weil es eben
Schutzimpfungen gibt.

Wegen der möglichen Schäden, die auftreten können,
gibt es in der Bundesrepublik keine Impfpflicht. Es
gibt lediglich Impfempfehlungen der Ständigen Impfkommission des Bundesgesundheitsamtes. Jedem
einzelnen ist es überlassen, ob er sich und seine Kinder
impfen lassen will. Bei Reisen in bestimmte Länder
sind einzelne Impfungen (Pocken, Gelbfieber, Cholera) allerdings vorgeschrieben.

Was ist eine Impfung? Ein gezielter Anstoß von Ab-
wehrreaktionen des Körpers. Er betrachtet die abge-
töteten oder abgeschwächten Erreger, aus denen der
Impfstoff besteht, als Eindringlinge. Und er bildet dagegen Abwehrstoffe: Antikörper. Kommt der Mensch
später mit Krankheitserregern in Berührung, kann
sein Organismus sie besser bekämpfen.

Die Ständige Impfkommission empfiehlt, Kinder gegen Tuberkulose, Diphtherie, Tetanus, Keuchhusten,
Masern, Mumps und Kinderlähmung (Polio) impfen
zu lassen. Wegen der heute überall noch lauernden
Gefahren, etwa an den vielbesuchten Mittelmeer-
stränden, an denen neben anderen Krankheitserregern auch Polioviren gefunden werden, ist die Impfung gegen Kinderlähmung unerläßlich.

Anders verhält es sich mit den »gewöhnlichen« Kinderkrankheiten. Hier halte ich eine Impfung nur für
angebracht, wenn die Sicherung durch den Impfschutz die möglichen Risiken der Impfung weit über-
steigt. Dabei ist allerdings zu berücksichtigen, daß be-

stimmte »Kinderkrankheiten«, wie etwa die Masern, gerade für Ältere sehr gefährlich sein können.

Unerläßlich jedoch ist die Rötelnimpfung für Mädchen vor Eintritt der Geschlechtsreife und für noch ungeschützte Frauen, die sich ein Kind wünschen.

Täglich werden in unserem Land Babys mit Herzschäden, Hörschäden und Sehfehlern geboren, weil ihre Mütter während der Schwangerschaft an Röteln erkrankten und keinen Impfschutz hatten. Das Risiko für das Baby ist gerade dann besonders groß, wenn die Mutter von seiner Existenz noch gar nichts weiß: in den ersten vier bis sechs Wochen der Schwangerschaft. In der Schwangerschaft aber kann nicht mehr geimpft werden.

Betrüblich, daß die Appelle zur Rötelnimpfung so wenig Beachtung finden: Nur jede 600. Frau, die Mutter werden kann, läßt sich gegen Röteln impfen.

Und die jährliche Grippeimpfung? Von der Euphorie, die diese Impfung einmal begleitete und dazu führte, daß man in Massen impfte, ist nicht mehr viel übriggeblieben. Zu Recht. Da die Grippeviren in häufig wechselnden Arten auftreten, muß gegen sie jeweils ein neuer Impfstoff entwickelt werden. Mit welcher Virenart wir zu rechnen haben, ist zu Beginn des Winters nicht bekannt. Ob der Impfstoff, der zu diesem Zeitpunkt zur Verfügung steht, uns wirklich schützen kann, ist also fraglich.

Deshalb ist man von den generellen Grippeimpfungen weitgehend abgekommen. Man empfiehlt eine Impfung gegen die bekannten Erreger deshalb vor allem Personen, die mit vielen Menschen Kontakt haben, Menschen mit besonderer Infektionsgefahr, mit

chronischen Erkrankungen der Atemwege, Kreislauf-
kranken, Diabetikern und anderen Stoffwechselkran-
ken, sowie Personen über 60 Jahren.

7. Was bringen uns Kuren?

Im Jahr 1976 machten in der Bundesrepublik 6,3 Mil-
lionen Menschen eine Kur. Das waren mehr als zehn
Prozent der gesamten Bevölkerung. Sie suchten über-
wiegend Linderung ihrer chronischen Leiden.
Die Noch-Gesunden werden seit einiger Zeit mit dem
Schlagwort vom »Kurlaub« in die Heilbäder gelockt.
Das heißt: Kur und Urlaub in einem. Das Nützliche
mit dem Angenehmen verbinden. Das klingt beste-
chend. Aber: Funktioniert diese an sich gute Idee der
Marketingstrategen?
Sie könnte funktionieren, wenn sich die Heilbäder
besser auf die Gesundheitsvorsorge einstellen würden. Das geschieht noch nicht im notwendigen Maße.
Denn die Heilbäder, die sich vor allem als Zentren der
Heilbehandlung verstehen, sind auf den Kranken ausgerichtet. Nicht aber auf den Gesunden, der nicht
krank werden will. Hier müßte eine Reform einsetzen,
wenn der »Kurlaub« wirklich auch der Gesundheitsvorsorge dienen soll.
Der Münchener Kreislaufspezialist Prof. Halhuber
befürwortet eine Kur unter Heranziehung modernster
psychologischer Methoden. Sie sollen den Menschen
helfen, ihren Lebensstil und ihre Verhaltensweisen,

soweit diese gesundheitlich riskant erscheinen, zu ändern.

Nur darin sehe auch ich einen Sinn: Die Kur als Chance, den aus seiner Umwelt herausgelösten Menschen zu motivieren und anzuleiten, sein körperliches, seelisches und geistiges Wohlbefinden zu regenerieren und zu stärken. Dazu ist ein Kurort wie kaum ein anderer Ort geeignet. Denn hier kann ihm individuell die richtige Ernährung geboten werden, die richtige Art der Gewichtsabnahme, die richtige Bewegungstherapie, die richtige Umstellung seiner Lebensweise. Gesundheitsbewußtsein in der Kur praktisch geweckt, kann uns helfen, im Alltag die Störungen der Gesundheit zu vermeiden oder abzuwehren.

8. Vorsorge durch Therapie

Es gibt viele Risikofaktoren, die wir nicht abwenden können. Umweltgifte zum Beispiel. Wir können nicht verhindern, daß es dadurch zu Vorschädigungen oder zu Schäden kommt, die dann als »innere Risikofaktoren« (erhöhter Blutdruck, zuviel Zucker im Blut) zur Gefährdung unserer Gesundheit beitragen.

Hier muß die richtige Therapie als Vorbeugung vor einer Verschlechterung unseres Zustandes eingesetzt werden.

Der Körper wehrt sich gegen Krankheit. Die Therapie kann ihn dabei unterstützen. Sie sollte ihm zu Hilfe kommen, ohne dabei andere Schäden im Organismus auszulösen. Am besten eignen sich dazu Methoden, die wir unter der Bezeichnung Naturheilverfahren kennen.

Ich möchte hier einige der wichtigsten nennen:

- *Sauerstoff-Mehrschritt-Therapie.* Sie wurde von Prof. Manfred von Ardenne entwickelt. Mit ihrer Hilfe läßt sich die Sauerstoffversorgung des Blutes verbessern. Sowohl die Therapiebedürftigkeit wie auch der Therapieerfolg lassen sich durch Sauerstoffmessungen im Blut feststellen. Die einzelnen Schritte dieser Methode werden mit Vitamingaben, Medikamenten, Sauerstoffzufuhr durch eine Sauerstoffflasche und einem speziellen Kreislauftraining durchgeführt. Da es sich um eine echte Regeneration handelt, bleibt die Wirkung über längere Zeit bestehen.

- *Ozonbehandlung.* Ozon ist ein hochaktiver dreiwertiger Sauerstoff. Während bei der Mehrschritt-Therapie der »normale« Sauerstoff eingeatmet wird und über die Lunge wirkt, werden Ozon-Sauerstoff-Gemische direkt mit dem Blut in Verbindung gebracht. Es gibt die »kleine« und die »große« Eigenblutbehandlung, die sog. »Blutwäsche«. Dem Patienten wird bei dieser Methode Blut entnommen und nach Anreicherung mit Ozon als Tropfinfusion wieder zugeführt. Die Blutwäsche sorgt für eine allgemeine Regeneration. Sie hat sich insbesondere bei allen Lebererkrankungen, Angina pectoris und Stoffwechselstörungen bestens bewährt. Eine positive Nebenwirkung ist häufig eine Senkung überhöhter Harnsäure- und

Cholesterinwerte. Ozon ist übrigens bei den arteriellen Verschlußkrankheiten der Beine (»Raucherbein«, »Schaufensterkrankheit«) die stärkste Waffe der Naturheilmedizin. Diese Therapie ist bei rechtzeitiger Behandlung fast immer in der Lage, Operation und Amputation zu verhindern. Das Ozon wird direkt in die erkrankten Beingefäße injiziert und fördert so die Durchblutung.

- *Zelltherapie.* Sie wurde von dem Schweizer Arzt Paul Niehans entdeckt. Durch Zufall. Niehans hatte bei einer Operation in einer Notsituation anstatt der bis dahin geübten Implantation ganzer Drüsen einen Drüsenbrei injiziert. Das brachte die Erkenntnis, daß nicht die übertragene Drüse eine neue Funktion übernimmt, sondern die übertragenen Zellen eine geschädigte oder degenerierte Drüse regenerieren können. Die Probleme bei der Injektion von Zellmaterial aus Organen frisch geschlachteter Tiere führten zur Entwicklung von Trockenzellen. Hierbei werden die frischen Zellen gefriergetrocknet. Nebenwirkungen sind möglich. Die etablierte Medizin ist trotz der Erfolge dieser Methode ihr gegenüber weiterhin skeptisch.

- *THX.* So genannt von dem schwedischen Tierarzt Dr. Sandberg, der die Thymusdrüse als Zelltherapie einsetzt. Obwohl sich diese Drüse, die eine gewisse Bedeutung für das Körperwachstum hat, beim Erwachsenen zurückentwickelt, bleibt sie das ganze Leben lang funktionstüchtig. Sie bildet im Gegensatz zu anderen lymphatischen Organen bevorzugt die L-Lymphozyten, die als »Killerzellen« besonders für die Krebsabwehr in Frage kommen.

Auch Polyarthritis und andere Rheumakrankheiten sprechen auf eine Thymustherapie sehr viel besser an als auf die herkömmlichen Behandlungsmethoden.

- *Serumtherapie.* Professor A. Bogomoletz aus Kiew entwickelte das erste Bindegewebsserum. Bindegewebe, Milz und Knochenmark von Unfallopfern wurden Pferden oder Kaninchen eingespritzt, in deren Blut sich Antikörper gegen diese menschlichen Zellen bildeten. Das so über die Tierpassage gewonnene Serum sollte gegen Krebs wirken, erfüllte aber die Erwartungen nicht. Dagegen hatte es überraschende Erfolge bei schweren, nicht heilenden Wunden und Knochenbrüchen. Nach der gleichen Methode wurden später spezifisch wirkende Organseren für nahezu alle Organe entwickelt. Damit können funktionsgeschädigte Organe »gereizt« und so zur Regeneration angeregt werden.

- *Procainbehandlung.* Die Injektionsbehandlung mit Procain zur Revitalisierung und zur Vorbeugung von Alterskrankheiten ist sozusagen ein »Ableger« der Neuraltherapie, die von den Gebrüdern Hunecke entdeckt wurde. Ihre wichtigste Erkenntnis besteht darin, daß Injektionen von Novocain in eine bestimmte »Auslösestelle« – Störfeld genannt – Schmerzen in einer entfernt liegenden Körperpartie beseitigen können. Die Neuraltherapie kann aber auch zur lokalen Schmerzbehandlung eingesetzt werden. Die revitalisierende Wirkung des Novocains, das später in Procain umbenannt wurde, entdeckten bei Anwendung der Neuraltherapie ru-

mänische Ärzte, an ihrer Spitze Frau Professor Ana
Aslan.

- *Enzymtherapie.* Für die Steuerung sämtlicher Stoff-
wechselvorgänge sind Enzyme unentbehrlich. Bei
der Entstehung der Arteriosklerose spielt die Ab-
nahme der fettabbauenden Enzyme an der Gefäß-
wand eine Rolle. Diesen Mangel kann man durch
die Enzymtherapie ausgleichen. Durch die Einnahme von Enzympräparaten wird auch der Cholesterinspiegel gesenkt. Das mindert das Risiko,
einen Herzinfarkt oder einen Schlaganfall zu
bekommen. Regelmäßige Enzymeinnahme wirkt
auch vorbeugend gegen das Auftreten von Krebs.

9. Kontrolle ist wichtig: eine 10-Punkte-Checkliste

Wie oft ist in den Sprechstunden der Mediziner der
Satz zu hören: »Wären Sie doch nur früher gekommen!« Ein Satz, der nichts Gutes verheißt. Er bedeutet
nicht selten: Für eine erfolgversprechende Behandlung, für eine Heilung ist es zu spät.
Ich kannte die Frau eines Theaterregisseurs, die im
Bekanntenkreis erzählte, aus Zeitmangel sei sie schon
seit fünf Jahren nicht mehr zur Vorsorgeuntersuchung
beim Frauenarzt gewesen. Sie ging erst, als sie fürch-
terliche Schmerzen im Unterleib verspürte. Krebs im
letzten Stadium. Eine Operation konnte sie nicht mehr
retten. Sie starb mit 42 Jahren. Bei richtiger Vorsorge

durch Kontrolluntersuchungen würde sie mit aller Wahrscheinlichkeit heute noch leben. Denn Unterleibskrebs, an dem sie litt, ist, im Frühstadium erkannt, von der modernen Medizin beherrschbar.

Ein Fall, der zeigt, daß es wichtiger ist, Zeit für die Gesundheitsvorsorge als für alles andere zu haben. Wer keine Zeit für die Gesundheit hat, muß später Zeit für Krankheiten aufbringen.

Zur richtigen Vorsorge gehört die jährliche Kontrolluntersuchung beim Arzt.

Unser Auto bringen wir meist regelmäßig zur Inspektion. Wir müssen es mindestens alle zwei Jahre gründlich durchsehen lassen – sonst bringen wir es womöglich nicht durch den TÜV. Wagen, die nicht mehr den Sicherheitsvorschriften entsprechen, dürfen so lange nicht mehr am Verkehr teilnehmen, bis sie wieder verkehrssicher sind.

Unseren Körper, der für uns wichtiger sein sollte als unser Wagen, lassen wir viel seltener oder gar nicht überprüfen. Millionen Menschen leben deshalb unbehandelt unter uns. Der ärztliche TÜV müßte sie eigentlich sofort aus dem Verkehr ziehen.

In Amerika sind jährliche Vorsorgeuntersuchungen bei großen Firmen Pflicht. Wer sein Check-up nicht machen läßt, bekommt kein Geld mehr.

Warum so viele bei uns damit zögern, ist eigentlich nicht zu verstehen. Denn für eine Kontrolluntersuchung brauchen wir einmal im Jahr nur die Zeit, die wir sonst benötigen, um ins Kino zu gehen. Sie dauert also nicht lange und tut nicht weh.

Das Mindestprogramm sollte die Blutuntersuchung, das Messen des Blutdrucks, das Untersuchen des

Urins auf Eiweiß und Zucker sein. Dazu das Prüfen einiger Funktionen wie Hören, Bewegungen, Koordination. Zum größeren Programm gehören außerdem: EKG mit und ohne Belastung, Röntgen der Lunge sowie weitere Untersuchungen je nach Ergebnis und jeweiliger Vorgeschichte.

Durch solche regelmäßige Kontrollen geben wir dem Arzt die Möglichkeit, mehr für die Gesundheit tun zu können, weil er weniger gegen die Krankheiten tun muß.

Aber nicht einmal die Aussicht, das eigene Krebsrisiko durch Vorsorgeuntersuchungen entscheidend zu senken, bringt die Mehrheit der Bevölkerung dazu, von dieser Hilfe Gebrauch zu machen. Nach einer Mitteilung der Bundesärztekammer nehmen derzeit von den Anspruchsberechtigten nur 35 Prozent der Frauen und 16 Prozent der Männer daran teil.

Es scheint so, als wollten die meisten gar nicht wissen, ob sie Krebs haben. Oder als ob sie lieber einen Brust- oder Prostatakrebs riskierten, als sich von Zeit zu Zeit schmerzlos und auf Kassenkosten untersuchen zu lassen.

Dabei können durch solche Kontrollen viele, sonst oft nicht mehr gutzumachende Schäden für unsere Gesundheit abgewendet werden.

So sind bei Frauen durch den einfach durchzuführenden »Abstrich« von Oberflächenzellen bei optimalen Bedingungen 99,85 Prozent aller noch symptomfreien Trägerinnen des Zervixkarzinoms (Gebärmuttermund und Gebärmutterhals) im Vor- und Frühstadium zu erkennen. Von diesen Frauen, so die Erfahrung des Erlanger Professors K. G. Ober, werden

98,5 Prozent für 10 bis 20 Jahre geheilt. Sofern sie sich im fruchtbaren Alter befinden unter Erhaltung der Fruchtbarkeit.

Auch andere Krebsarten, wie etwa der Prostatakrebs des Mannes, haben durch Früherkennung und Frühbehandlung relativ gute Heilungschancen. Nach Meinung von Experten lassen sich durch frühzeitiges Erkennen und Behandeln die Heilungschancen bei Darmkarzinomen von derzeit 40 Prozent auf 90 Prozent steigern.

Oder nehmen wir eine andere folgenreiche Krankheit: den Bluthochdruck. Er gilt als »stumme Gefahr«. Jeder fünfte Erwachsene zwischen 20 und 80 Jahren ist hochdruckkrank. Aber zwei von drei Betroffenen wissen nicht, welche gefährliche »Zeitbombe« da in ihren Adern tickt. Am hohen Blutdruck sterben zweimal so viele Menschen wie am Krebs.

Bei rechtzeitiger Erkennung durch Kontrolluntersuchungen kann die Medizin 80 Prozent aller Fälle in den Griff bekommen. Leiden die Eltern an Hochdruck, müssen auch die Kinder regelmäßig untersucht werden. Auch Frauen, die regelmäßig die Pille nehmen, sollten öfter ihren Blutdruck kontrollieren lassen.

Oder nehmen wir die Zuckerkrankheit, den Diabetes. Etwa 1,2 Millionen Menschen in der Bundesrepublik sind zuckerkrank, und sie wissen es. Rund 2,5 Millionen sind ebenfalls zuckerkrank – aber sie wissen es nicht. Nieren, Augen, Herz und Gehirn sind durch nichtbehandelten Diabetes stark gefährdet. Herzinfarkt oder Schlaganfall drohen.

Die Kontrolle ist höchst einfach. Man muß nicht einmal zum Arzt. Teststreifen gibt es für wenige Pfennige in jeder Apotheke. Mit ihrer Hilfe können wir feststellen, ob der Urin zuckerfrei ist. Ist er es nicht, so ist der Weg zum Arzt dringend geboten.

Das sind nur einige Beispiele. Es gibt noch viele Vorsorgemaßnahmen, die jeder nur für sich selbst treffen kann. Denn jeder Mensch hat seine eigene Gesundheit, sein eigenes Leben, seine eigenen Risiken. Jeder braucht deshalb seine eigene Vorsorge.

Wenn ich hier dennoch eine allgemeine 10-Punkte-Checkliste zusammenstelle, dann deshalb, um allgemein einen Anstoß zu geben, über die eigene Gesundheit und über das eigene Wissen über vorsorgliche Maßnahmen nachzudenken.

Dieser kleine Test ist für Frauen über 30 und Männer über 40 Jahre gedacht.

Beantworten Sie bitte folgende zehn Fragen:

- Wie oft soll ich meinen Blutdruck kontrollieren lassen? Jedes Jahr? Alle zwei Jahre? Alle drei Jahre?
- Wie oft soll ich mein Blut untersuchen lassen? Jedes Jahr? Alle zwei Jahre? Alle drei Jahre?
- Wie oft soll ich meinen Urin auf Eiweiß und Zucker untersuchen lassen? Jedes Jahr? Alle zwei Jahre? Alle drei Jahre?
- Wie oft soll ich mein Herz kontrollieren lassen? Jedes Jahr? Alle zwei Jahre? Alle drei Jahre?
- Wie oft soll ich meine Lunge untersuchen lassen? Jedes Jahr? Alle zwei Jahre? Alle drei Jahre?
- Wie oft soll ich meine Augen auf »grünen Star« untersuchen lassen? Alle zwei Jahre? Alle drei Jahre? Alle vier Jahre?

- Wie oft soll ich meine Augen auf Alterssichtigkeit untersuchen lassen? Alle zwei Jahre? Alle drei Jahre? Alle vier Jahre?
- Wie oft soll ich als Mann Prostata und Dickdarm auf Krebs untersuchen lassen? Jedes Jahr? Alle zwei Jahre? Alle drei Jahre?
- Wie oft soll ich als Frau die Gebärmutter auf Krebs untersuchen lassen? Jedes Jahr? Alle zwei Jahre? Alle drei Jahre?
- Wie oft soll ich meine Zähne kontrollieren lassen? Alle sechs Monate? Alle zwölf Monate? Alle achtzehn Monate?

Sie sind gut informiert, wenn Sie jeweils die erste Frage als richtige Antwort erkannt haben.

Wie gesagt: Das ist nur ein Ausschnitt der möglichen Vorsorgemaßnahmen. Aber es sind die wichtigsten. Wir können schon viel erreichen, wenn wir sie regelmäßig anwenden.

Eine Frage zum Schluß dieses Kapitels: Haben *Sie* in den letzten zwölf Monaten Ihren allgemeinen Zustand einmal gründlich untersuchen lassen?

Nein?

Dann melden Sie sich noch in dieser Woche zur Kontrolle bei Ihrem Arzt an. Damit Sie nicht vor Sorge krank werden, sondern aus Vorsorge gesund bleiben. Damit Sie nicht eines Tages den Satz hören müssen: »Wären Sie doch nur früher gekommen!«

Siebte Säule: Richtig denken

1. Gesunde Gedanken – gesunde Menschen

Eine Zeitung berichtete vor einiger Zeit von einem Mann, der bei einem Verkehrsunfall ums Leben gekommen war. Bei der Leichenöffnung fanden sich in der Lunge viele von Tuberkulose verursachte Narben und in den Verdauungsorganen zahlreiche Geschwüre. Auch Herz und Nieren wiesen schwere Schäden auf.

Der Arzt, der den Toten untersucht hatte, fragte dessen Witwe: »Wie alt war Ihr Mann?«

»Achtzig«, antwortete sie.

Der Befund habe so viele chronische Krankheiten ergeben, meinte der Mediziner, daß es ein Wunder sei, daß er damit die letzten 30 Jahre überstanden habe. Wie man das ihrer Meinung nach erklären könne?

»Ich wüßte nur eine Antwort«, erwiderte die Frau. »Mein Mann ging niemals schlafen, ohne zu sagen: Morgen geht es mir besser!«

Das war das Geheimnis dieses Mannes: Er hatte sich immer wieder suggeriert, daß er es schon zwingen werde. Statt sich durch Angst und Sorge seine Gesundheit völlig zu ruinieren, hatte er durch diese Selbstbeeinflussung Kräfte in sich erschlossen, die ihm halfen, das fast Unmögliche möglich zu machen.

Die meisten Menschen aber handeln genau entgegengesetzt: Sind sie krank geworden, so verschlimmern sie durch negative Gedanken ihren Zustand. Oder sie denken sich eine Krankheit förmlich herbei.

Bei der von mir schon im Vorwort erwähnten Umfrage im Bundesgebiet erklärten nur 9 Prozent der befragten Frauen und nur 14 Prozent der befragten Männer, daß sie sich gesund fühlen. Das heißt: 91 Prozent der Frauen und 86 Prozent der Männer halten sich für mehr oder weniger krank.

Wie viele von ihnen tatsächlich krank und wie viele nur eingebildet krank sind, ging aus dieser Erhebung leider nicht hervor. Therapeuten aber wissen, daß die Zahl derer, die sich ihre Krankheit selbst einreden, sehr hoch ist.

Millionen Menschen sind von der fixen Idee besessen, krank zu sein. Sie denken immerzu nur an eins: wie krank und leidend sie sind. Sie fahnden fortwährend nach Anzeichen und Symptomen. Sie erwarten die Krankheit wie einen ungeliebten Verwandten. Und sie tut ihnen schließlich den »Gefallen«: Sie kommt.

Daß Krankheit stets unvermeidlich sei, ist einer der großen Irrtümer unserer Tage. Krankheit ist selten ein

»Blitzschlag«, der die »Pechvögel« trifft und die »Glückspilze« verschont. Der Unterschied ist oft nur: Die einen bahnen der Krankheit durch negatives Denken unbewußt den Weg. Die anderen stemmen sich ihr durch positives Denken bewußt entgegen.

Es ist schon so, wie Marc Aurel, der römische Kaiser und Philosoph, sagte: Unser Leben ist das, was unsere Gedanken daraus machen.

Wer unglückliche Gedanken hat, wird meistens unglücklich. Wer krankhafte Gedanken hat, wird leichter krank. Wer ängstliche, zweifelnde, kleinmütige Gedanken hat, wird häufig scheitern.

Wenn das Denken unser Leben und unsere Gesundheit so sehr beeinflussen kann, warum werfen wir dann nicht das Steuer herum? Warum nutzen wir dann nicht besser seine dynamischen, heilsamen Kräfte?

Nur sehr wenige Menschen wissen leider, welche Macht ihnen das Denken verleiht und wie sie es handhaben müssen. Die Kunst des Denkens wird ja auch auf keiner der üblichen Schulen gelehrt. So sind unsere Gedanken häufig ein ungeordnetes Nebeneinander von Eindrücken, Gefühlen, Tagträumen und Sorgen.

Richtig denken heißt, die Gedanken ordnen. Sie bewußt und gezielt in eine positive Richtung lenken.

Wer das beherrscht, kann weitgehend seine Gesundheit auf eine solide Säule stützen. Ja, ich meine: Mit dem richtigen Denken kann unsere Gesundheit eigentlich erst richtig anfangen.

Das gilt natürlich auch umgekehrt: Mit dem falschen Denken kann unsere Gesundheit aufhören.

Falsch denken alle diejenigen, die für sich gar keine Gesundheit erwarten, die Krankheit für etwas Selbstverständliches halten. Die Mutter war krank. Der Vater war krank. Der Bruder ist krank. Die Nachbarn sind krank. Also ist Krankheit auch ihnen beschieden. Ihre einzige Hoffnung: daß der Arzt ihnen weitgehend Schmerz und andere Symptome erspart.

Daß sie für sich selbst oft viel mehr tun können, als der Arzt das vermag, ist ihnen nicht bewußt. Es ist kein Teil ihres Denkens.

Gesundheit, wie ich sie verstehe, ist jedoch mehr als die »Abwesenheit« von Krankheitssymptomen. Gesundheit, wie ich sie verstehe, ist das bewußte Gefühl von Kraft und Lebensfreude, von voller Harmonie zwischen Körper, Geist und Seele.

2. Körper, Geist und Seele sind eins

Von vielen Medizinern werden Körper, Geist und Seele noch immer als getrennte Einheiten betrachtet. Körper und Seele funktionieren in ihrer Vorstellung etwa wie Reiter und Pferd. Wird der Reiter krank, behandelt man den Reiter. Wird das Pferd krank, behandelt man das Pferd. Der Geist spielt bei einer solchen Betrachtungsweise überhaupt keine Rolle.

Für solche Ärzte ist der Mensch keine leib-seelische Einheit. Für sie ist er ein Konglomerat von Organen, dessen Elemente, wenn sie Schaden nehmen, Stück für Stück repariert werden müssen.

Ein Patient mit Magengeschwüren etwa bekommt von ihnen eine Arznei gegen Magengeschwüre. Oder sie operieren ihm die Geschwüre weg. Und sie wundern sich, daß der Patient bald wieder neue Magengeschwüre hat. Aber sie müssen sich nicht wundern. Denn sie haben ja lediglich die Symptome behandelt, nicht aber das Grundleiden kuriert. Kein Magengeschwür bildet sich ohne seelischen Auslöser.

Fortschrittliche Mediziner, die psychosomatischen Ärzte, gehen in solchen Fällen vor allem den seelischen Ursachen auf den Grund. Denn sie wissen: Körper, Geist und Seele sind eins.

Wird die Seele berührt, etwa durch Konflikte mit anderen Menschen, werden Körper und Geist mit betroffen. Hormone und Nerven schalten um. Das Herz klopft, Tränen fließen. Und der Geist muß reagieren: Unsere Gedanken müssen sich mit der entstandenen Situation auseinandersetzen.

Wird der Geist berührt, etwa durch Überbeanspruchung oder Mangel an Forderung, werden Seele und Körper mit betroffen. Ein Mensch im Streß wird gefühlsmäßig verletzbar sein. Der ohne jede geistige Beanspruchung lebende Mensch wird auch im seelischen Bereich einen Mangel haben. Der Körper kann unter geistiger Belastung so leiden, daß er zusammenbricht.

Wird der Körper berührt, etwa durch Krankheit und Schmerz, werden Seele und Geist mit betroffen. Daß jede Krankheit auch eine seelische Last bedeutet, wissen wir. Daß ein kranker Mensch nicht die gewohnten geistigen Leistungen vollbringen kann, wissen wir ebenfalls.

Der innige Zusammenhang zwischen Körper, Geist und Seele bedeutet, daß nie ein Organ allein erkrankt, sondern immer der ganze Mensch.

Typisch dafür erscheint mir der Fall einer Chefsekretärin aus einem Industriebetrieb bei Stuttgart.

Nach einem Diktat bei ihrem Chef fiel ihr die Postmappe zu Boden. Sie bückte sich, um sie aufzuheben. Doch plötzlich konnte sie den rechten Arm nicht mehr bewegen. Es dauerte Monate, bis die Beweglichkeit zurückkehrte und sie wieder arbeiten konnte. Doch die seltsamen Lähmungserscheinungen traten immer wieder auf. Niemand konnte ihr helfen – bis sie eines Tages in die psychosomatische Abteilung einer großen Klinik eingeliefert wurde.

Der behandelnde Arzt ließ sie ihre Geschichte erzählen. Alles in ihrem Leben war problemlos verlaufen. Sie erzählte ihre Vergangenheit glatt und flüssig – bis ihre Rede auf ihre berufliche Tätigkeit kam. Da stockte sie plötzlich, wurde rot. Der Arzt brach das Gespräch ab.

Bevor er es am nächsten Tag wieder aufnahm, ließ er die Patientin an einen Apparat anschließen. Damit wurde ihr Blutdruck in Abständen von einer Minute automatisch registriert. Ehe die Unterhaltung begann, lagen ihre Werte fast im normalen Bereich. Als sie, durch behutsames Fragen dorthin gelenkt, ihr erstes Zusammentreffen mit ihrem neuen Chef schilderte, stieg ihr Blutdruck jäh an – auf 240/130 mm Hg. Er blieb etwa 20 Minuten in dieser Höhe. Er sank erst ab, als sie auf andere Bereiche ihres Lebens zu sprechen kam. Für den Arzt war damit klar: Die Wurzel ihres Leidens lag im gespannten Verhältnis zu ihrem Chef.

Durch vorsichtiges, abtastendes Fragen fand er heraus, daß sie es diesem Mann nicht recht machen konnte. Unter seinem älteren Vorgänger war sie die vielgelobte »Perle«. Der neue, jüngere Chef behandelte sie kühl »von oben herab«. Besonders mit dem kurzen, knappen Briefstil, den er von ihr verlangte, kam sie nicht zurecht. Als sie einen Brief zum drittenmal schreiben mußte, passierte es, daß ihr die Mappe zu Boden fiel – daß sie plötzlich »gelähmt« war.

Es war der rechte Arm, mit dem sie den Hauptteil ihrer Arbeit verrichtete – eine unbewußte Art der Auflehnung. Ihr Seelenkummer hatte sich damit in ein körperliches Leiden verwandelt.

Die Lähmung war eine gewisse Lösung ihres Konfliktes: Mit steifem Arm konnte sie Briefe in dem Stil, der ihr nicht lag, nicht schreiben. Zu einer wirklichen Lösung verhalf ihr schließlich das richtige Denken. Als ihr klar geworden war, wo der Ausgangspunkt ihres Leidens lag, zog sie die Konsequenz: Sie ließ sich in eine andere Abteilung zu einem ihr freundlicher gesonnenen Chef versetzen. Wenige Wochen später waren ihre Lähmungserscheinungen verschwunden – für immer.

Seelisch für körperliche Leiden disponiert sind überwiegend Menschen, die sich durch Unlust ein unfrohes Lebensklima schaffen. Die sich durch negative Gefühle wie Neid und Gram, durch Eifersucht und Kleinmut Seele und Geist selbst vergiften und so schließlich auch den Körper in Mitleidenschaft ziehen.

Nach Untersuchungen der Amerikanerin Marie Ray ist es schon vorgekommen, daß Hausfrauen erblindeten, weil sie der Hausarbeit überdrüssig waren. Andere Frauen wurden lahm, weil sie ihren Mann nicht mehr mochten oder die Gegenwart ihrer Schwiegermutter nicht mehr ertragen konnten.

Es ist natürlich nicht leicht, die verschlungenen Winkelzüge der Seele zu erkennen. Wer sich vor körperlichen Leiden schützen will, sollte die Seele deshalb nicht »negativ«, sondern »positiv« aufladen. Und zwar mit Hilfe des Geistes. Mit Hilfe unserer Gedanken.

Schon die alten Philosophen entdeckten, daß uns allein die Vorstellung, unbesiegbar zu sein, unbesiegbar machen kann. Diese Erkenntnis sollten wir für unsere Gesundheit nutzbar machen.

Ein Mensch, der mit sich selber im reinen ist, der fest in sich ruht und sich für »unbesiegbar« hält, ist weitgehend selbst vor Infektionen gefeit.

Napoleon besuchte trotz aller Warnungen seines Arztes bei einem Feldzug in Ägypten seine pestkranken Soldaten im Lazarett. Er gab ihnen sogar die Hand – und bekam die Pest nicht.

Oder ein anderes Beispiel: Der deutsche Hygieniker Max von Pettenkofer hielt die Lehre Robert Kochs von der Wirkung der Cholerabazillen für einen Irrtum, ja für Schwindel. Zum Beweis für seine These, nach der nicht der Bazillus, sondern Boden- und Wasserbeschaffenheit die Cholera auslöst, trank er vor den Augen seiner Studenten ein Glas mit Cholerabazillen – und bekam die Cholera nicht.

Ein drittes Beispiel: Eine Krankenschwester, die sich im Krieg freiwillig zum Dienst in eine Typhusbaracke meldete, blieb gesund. Eine andere Schwester, die vergeblich gegen ihre Versetzung auf diese gefährliche Station protestiert hatte, wurde angesteckt.

Die Furchtlosigkeit des Geistes kann also den Körper wappnen. Sie hält eine Ansteckung ab, läßt die Krankheitserreger nicht wirksam werden.

Angst dagegen lähmt unseren Abwehrmechanismus. Sie öffnet den Viren und Bakterien Tür und Tor.

3. Wir müssen die Angst überwinden

Angst beherrscht heute das Denken und Fühlen der meisten Menschen. Angst vor dem Morgen. Angst vor einem Krieg. Angst vor Krankheit. Angst, eine Aufgabe nicht zu schaffen.

Andere Menschen haben Angst vor etwas Unbestimmtem. Sie können nicht erklären, was sie eigentlich bedroht. Wir leben im Zeitalter der Angst.

Das Schlimme an der Angst: Mag sie zunächst auch noch so unbegründet sein – sie lähmt uns derart und höhlt uns so sehr aus, daß wir unter Umständen eines Tages den Zustand erreichen, den uns die Angst als düstere Zukunftsvision suggeriert hat.

Wer sich vor Krankheit fürchtet, wird eines Tages krank. Wer sich vor dem Tod fürchtet, stirbt oft früher als ein von Todesfurcht freier Mensch.

Aus Angst vor Krebs begeht heute in der Bundesrepublik jeden Tag ein Mensch Selbstmord. Viele Tausende, die heute leidend in den Kliniken liegen, sind ein Opfer ihrer Angst.

Wie ist das zu erklären?

Angst bewirkt, daß unser vegetatives Nervensystem ständig Störsignale aussendet. Sie wirken auf das Hormonsystem und damit auf unseren Abwehrmechanismus ein. Die dadurch ausgelösten Reaktionen schwächen unseren Immunschutz.

Die Angriffe auf unseren Organismus werden zuerst an jenen Stellen wirksam, die als schwächste Punkte angesehen werden müssen.

Für den einen Menschen ist dieser schwache Punkt vielleicht die Lunge, wenn er zu lange und zuviel geraucht hat. Damit hat er die Initiation – zu deutsch etwa das »Anstoßgebende« – zu einer möglichen Krebserkrankung geschaffen. Kommt dazu nun die Promotion – zu deutsch etwa das »Fördernde« –, also etwa die Abwehrschwäche durch Angst oder eine andere seelische Belastung, wird die Krankheit ausgelöst. Beim Raucher können sich nun die in jedem Körper befindlichen, bislang unter Kontrolle gehaltenen Krebszellen in der vorgeschädigten Lunge ungehindert zu einer Geschwulst entwickeln.

Krebs ist die typische Krankheit, die bei zu schwacher Immunabwehr ausbricht, wenn Punkte unseres Körpers bereits Vorschäden aufweisen. Etwa durch Rauchen, durch falsche Ernährung, durch Umweltgifte, durch familiäre Veranlagung.

Um es mit einem Vergleich zu sagen: Ein Auto ist im Laufe der Jahre defekt geworden. Die Reifen sind abgefahren, die Scheinwerfer kaputt, der Motor stottert. Solange es in der Garage steht, richtet es kein Unheil an. Erst wenn das zweite Risiko dazukommt, wenn man also mit dem defekten Auto losfährt, womöglich in fahruntüchtigem Zustand, kann es zur Katastrophe kommen.

Damit will ich sagen: Die Angst allein kann uns nicht krebskrank machen. Aber sie kann als »zweites Risiko« unsere Abwehranlage so schwächen, daß unter Umständen an einem vorgeschädigten Punkt unseres Körpers Krebswachstum entsteht.

Da Angst auf unser neurohormonelles System einwirkt, kann sie auch alle Organfunktionen verändern, die von diesem System gesteuert werden.

Durch Angst verengen sich die Gefäße. Verengte Gefäße können zu Herz- und Kreislaufstörungen führen. Angst kann einen Herzinfarkt auslösen.

Aber auch rheumatische Leiden werden von der Angst beeinflußt. Die Verkrampfungen und Verspannungen, die von der Angst ausgehen, führen zu Durchblutungsstörungen. Solche Störungen gehören mit zu den Ursachen einiger Krankheiten aus dem rheumatischen Formenkreis.

Angst kann ebenfalls Kopfschmerzen auslösen. Und dadurch Schlaflosigkeit. Schlaflosigkeit und Kopfschmerzen wiederum verstärken die Angst.

Wir haben aber nicht nur Angst vor dem Leben, wir haben auch Angst vor dem Sterben.

Der Tod ist für unsere Gesellschaft tabu. Wir wollen nichts von ihm wissen. Wir verdrängen ihn aus unseren Gedanken. Wir weichen ihm aus. Manchmal selbst dann noch, wenn er uns als Realität gegenübersteht.

Die Ärztin Elisabeth Kübler-Ross, die in einer Klinik 200 sterbende Patienten interviewt hat, berichtet von dem erschütternden Fall einer Frau in mittleren Jah-

ren, die den nahenden Tod bis zum Schluß nicht wahr-
haben wollte: »Je schwächer sie wurde, um so grotes-
ker machte sie sich zurecht. Der sonst diskret aufgetra-
gene Lippenstift wurde dicker aufgetragen. Sie wählte
immer leuchtenderes Rot, bis sie schließlich wie ein
Clown wirkte. Ebenso leuchtend und farbenfroh wurde auch ihre Kleidung. Sie vermied es zuletzt, in den
Spiegel zu blicken, versuchte aber immer noch, mit
bunter Maskerade den Verfall und die Verzweiflung
zu verdecken.«

Weil die Angst uns festhält, geben wir dem Tod eine
starke Macht über uns.

Jeder sollte sich in seinen Gedanken frühzeitig mit
dem Tod auseinandersetzen. Wir sollten ihn als we-
sentlichen Bestandteil unseres Daseins akzeptieren.
Eine solche Einsicht fällt natürlich niemandem leicht.
Ebensowenig wie die Erkenntnis, daß nur wenn etwas
endet, etwas Neues beginnen kann.

Aber da uns nun einmal ebenso wie am Anfang unseres Lebens das Geborenwerden an seinem Ende das
Sterbenmüssen bestimmt ist – warum sollen wir dann
nicht mit Würde Abschied nehmen und mit der Dank-
barkeit, gelebt zu haben?

Wer sich gegen das Unvermeidliche stemmt, kann aus
lauter Angst vor dem Tod nicht mehr vernünftig leben.
Todesfurcht gehört zwar zum Dasein, aber sie darf unser Leben nicht bestimmen. Wer den Tod richtig ein-
ordnet, kann ihm gelassener entgegensehen.

Was wir erreichen können, wenn wir die Angst vor der
Krankheit und die Angst vor dem Tod überwinden,
möchte ich an einigen sehr eindrucksvollen Beispielen
erläutern.

4. Wenn der Geist über den Körper siegt

»So verrückt es auch klingt und ungeachtet früherer pessimistischer Stimmungen: Ich möchte mit niemandem tauschen!« Diesen Satz schrieb Cornelius Ryan, der Autor von Welterfolgsbüchern wie »Der längste Tag« und »Der letzte Kampf«, in sein Tagebuch, als er im dritten Jahr gegen seinen Prostatakrebs ankämpfte, der immer größere Teile seines Körpers in Mitleidenschaft zog.

Und er schrieb auch: »Selbst wenn alle Hoffnung geschwunden ist, sollte niemand aufgeben. Das Leben hat so viel mehr zu bieten als die Angst vor dem Tod. Jeder einzelne Tag ist wie ein Geschenk, das man genießen und auskosten muß.«

Cornelius Ryan, den seine Ärzte schon aufgegeben hatten, vermochte mit dieser Einstellung seiner Krankheit viereinhalb Jahre zu trotzen. In dieser Zeit schrieb er sein wohl bestes Buch »Die Brücke von Arnheim«. Bevor er im November 1973 starb, meinte er, die Krankheit habe auch ihr Gutes gehabt: Sie habe ihm ein besseres Gespür für andere Menschen gegeben.

In einer Biographie über Ludwig van Beethoven stieß ich auf das Obduktionsprotokoll des großen Komponisten. Wenn man es heute liest, wundert man sich, daß dieser Mann 57 Jahre alt werden konnte. Und zwar in einer Zeit, in der das Durchschnittsalter bei etwa 45 Jahren lag.

Da hieß es: »Die Leber schien auf die Hälfte ihres Volumens zusammengeschrumpft, lederartig, fest, an ihrer Substanz mit bohnengroßen Knoten durchwebt

237

... Die Milz traf man mehr als noch mal so groß an, schwarz gefärbt, derb ... Der Magen war samt den Gedärmen sehr stark von Luft aufgetrieben ... Beide Nieren waren in eine zolldicke, von trüber, brauner Flüssigkeit vollgesickerte Zellschicht eingehüllt. Jeder einzelne Nierenkelch wies starke Kalkabsonderungen auf ...«

Der Körper Beethovens war völlig verwüstet. Nur ein einziges Organ, die Lunge, war noch einigermaßen normal. Wie er mit seinen zahlreichen Gebrechen, vor allem mit seiner Taubheit fertig wurde, die ihn anfangs zur Verzweiflung trieb, offenbarte er in einem Satz: »Ich will meinem Schicksal trotzen!«

Und im Alter von 32 Jahren schrieb er in sein Heiligenstädter Testament: »Es dünkt mir unmöglich, die Welt eher zu verlassen, als ich das alles hervorgebracht, wozu ich mich aufgelegt fühle.« Und über den Tod: »Komm, wann du willst, ich gehe dir mutig entgegen!«

Dieser Mut, der ihm half, die Angst vor dem Tod zu überwinden, ließ ihn noch 25 Jahre leben.

Ein Sieg des Geistes über den Körper war auch der 16 Jahre währende Kampf des Sigmund Freud, des Vaters der Psychoanlayse, gegen seinen Gaumenkrebs – eine der furchtbarsten Krebsarten, die es gibt. Mit 67 Jahren wurde er davon befallen. Mit 83 Jahren starb er. Er überstand 30 Operationen von Geschwülsten und Wucherungen. Er verzagte nie. Obwohl sein Leben nach den Worten seines Arztes nur »zwischen starken Beschwerden und ausgesprochener Qual variierte«.

Freud nahm sein eigenes Leiden nicht so wichtig.

Wichtiger waren ihm die Leiden seiner Patienten, deren Seelen angeschlagen waren, die unter Neurosen und Ängsten litten. Ihnen zu helfen, ihre unbewußten Beweggründe zu erforschen, das war sein Lebenszweck.

Diese Männer überwanden die Angst vor Krankheit und Tod, weil sie ein Ziel, eine Aufgabe hatten. Weil sie ihre Gedanken nicht mit dem Negativen, der Todesfurcht, verbanden, sondern mit dem Positiven, dem Lebenswillen.

Von schwerkranken Patienten, die sich nach ähnlichen Schicksalsschlägen aufgeben, wissen wir dagegen, daß kein Arzt, kein Medikament ihnen helfen kann. Wem der Wille zum Leben fehlt, dem ist der Tod gewiß.

Richtiges, positives Denken kann uns den Weg zu dem weisen, was häufig als »Wunder« bezeichnet wird. Aber es gibt keine Wunder außer denen, die wir selbst vollbringen.

Helfen kann uns dabei die Selbstbeeinflussung.

5. Die Kunst der Selbstbeeinflussung

Ich komme zurück auf das Beispiel am Anfang dieses Kapitels. Auf den Achtzigjährigen, der sich täglich sagte, morgen würde es ihm schon besser gehen. Er beeinflußte sich damit selbst. Er betrieb Autosuggestion.

Das Wort Suggestion hat im allgemeinen einen negativen Aspekt. Denn es beschreibt die Beeinflussung der Denk-, Gefühls- und Willensabläufe, die zu ungeprüfter Übernahme von Überzeugungen führt. Suggeriert uns jemand etwas, will er uns beeinflussen, ohne daß wir überprüfen, was wir da übernehmen.

Auch in der Medizin ist das so – allerdings mit einem positiven Effekt. Suggestion wird eingesetzt, wenn zum Beispiel die Behandlung eines hauptsächlich körperlichen Leidens über Seele und Geist angestrebt wird. Seele und Geist sollen dabei beeinflußt werden, an die Wirkung der Suggestion fest zu »glauben«. Dieser Glaube soll und kann gewisse heilende Kräfte mobilisieren.

Ein Beispiel soll das verdeutlichen. Ein Arzt gibt zwei Gruppen von Patienten ein neues Medikament. Er erklärt, dies sei ein hervorragendes und überaus wirkungsvolles Mittel gegen bestimmte Altersbeschwerden. Aber nur eine Gruppe bekommt das echte Medikament. Die andere Gruppe erhält lediglich ein »Placebo«, ein völlig substanzloses Scheinmedikament. Das Verblüffende: Auch Patienten aus dieser Gruppe zeigen nach der Einnahme eine wesentliche Besserung ihrer Beschwerden.

Der Arzt wirkte in diesem Fall als »Droge«, von dem eine positive Beeinflussung, eine Suggestion ausging. Die Patienten spürten Wirkungen, weil sie an ihn glaubten.

Das zeigt schon, wie verantwortungsbewußt Behandler mit den Möglichkeiten der Suggestion umgehen müssen. Etwa bei der Hypnose, die man inzwischen wieder für die Medizin entdeckt hat, nachdem sie lange in der Hand von Gauklern, Zauberern und Scharlatanen war. Sie kann bestimmten Patienten bei bestimmten Störungen und Krankheiten helfen. Sie wird unter anderem gegen Stottern, Schlaflosigkeit, Angstzustände und Migräne angewendet.

In falschen Händen und falsch eingesetzt, kann die Suggestion großes Unheil anrichten. Ich denke da an die unrühmlichen »Gehirnwäschen« und die Suggestion, die fanatische Sektenführer auf ihre Anhänger ausüben. Im Urwald von Guayana (Südamerika) führte das bekanntlich am 18. November 1978 zu einem Massenselbstmord der Sekte »Tempel des Volkes«.

Wir können die Suggestion am besten und sichersten nutzen, wenn wir sie selbst auf uns wirken lassen. Wenn wir durch sie den Glauben an uns selbst und an unsere Gesundheit stärken.

Vor knapp hundert Jahren hatte der französische Apotheker Emile Coué dieses »Selbst-Heilmittel« zu einer Methode ausgearbeitet. Seine Botschaft lautete: »Lernen Sie es, sich selbst zu heilen. Sie können es. Ich habe nie jemanden geheilt. In Ihnen liegt die Möglichkeit. Rufen Sie Ihren Geist zu Hilfe. Lassen Sie ihn Ihrem körperlichen und seelischen Wohl dienlich sein. Und er wird da sein, wird Sie heilen. Sie werden stark und glücklich sein.«

Seine Methode war höchst einfach. In entspannter Haltung mußte man sich immer wieder suggerieren: »Von Tag zu Tag, in jeder Hinsicht, geht es besser und besser.« Und, zur Befreiung von Ängsten und Problemen: »Das geht vorbei, das geht vorbei.« Diese Sätze wurden von Millionen Menschen in aller Welt täglich wie Beschwörungsformeln gesprochen.

Mit dieser Methode kann man tatsächlich eins erreichen: eine Stärkung. Aber keine Heilung von Krankheit. Coué pries sie dennoch als Heilmittel gegen alle nur denkbaren Leiden an. Das machte ihn nicht nur unglaubwürdig. Das machte ihn auch gefährlich. Denn Anhänger Coués erlitten schwerste gesundheitliche Schäden, weil sie in Vertrauen auf ihn nicht rechtzeitig zum Arzt gingen. Einige von ihnen mußten deshalb sogar sterben. Daraufhin gerieten der Apotheker und seine Methode immer mehr in Mißkredit.

Wie viele Begründer im Prinzip wertvoller Methoden zur Sicherung und Wiederherstellung der Gesundheit hatte er seine Grenzen nicht gesehen und sich selbst überschätzt.

Sein Grundgedanke aber ist richtig: daß jeder selbst etwas für seine Gesundheit zu tun vermag, daß wichtige Werkzeuge zur Heilung in uns selbst liegen. Das ist zwar nicht neu. Aber Coué gebührt das Verdienst, daran erinnert zu haben, was wir durch die Kraft gezielt nach innen gerichteter Gedanken erreichen können.

Wie schon gesagt: Wir können die Suggestion am besten nutzen, wenn wir sie selbst auf uns wirken lassen.

Dazu steht uns eine Methode zur Verfügung, die sich aus dem Couéismus und dem Geistesgut des indischen Yoga und des japanischen Zen gebildet hat. Ich meine das autogene Training, mit dem ich mich in dem Kapitel »Richtig entspannen« schon ausführlich befaßt habe. Ich wiederhole hier meinen Rat, es unter Anleitung eines erfahrenen Therapeuten zu erlernen. Das autogene Training ist eine ausgezeichnete Methode, die Kräfte des Geistes für uns selbst einzusetzen und zu nutzen.

In der Therapie sind diese Kräfte zugunsten von Tabletten, Skalpell und Apparatemedizin, die unbestritten ihren Platz haben, viel zu lange vernachlässigt worden.

6. Wer hofft, hat alle Chancen

Immer wieder höre ich die Frage: Wenn das seelische Gleichgewicht für uns so wichtig ist, was kann man tun, um es zu erhalten?

Das ist natürlich von Fall zu Fall verschieden. Jeder hat andere Regungen und Empfindungen. Jeder hat seine eigene Seele.

Für die innere Balance scheint es mir jedoch wichtig zu sein, immer in Schwung zu bleiben – ähnlich wie die Schlittschuhläufer auf dem Eis. Je schneller sie sich bewegen, um so weniger geraten sie aus dem Gleichgewicht. Auch wenn wir unser inneres Gleichgewicht behalten wollen, müssen wir uns tummeln. Wer aktiv und tätig ist, verliert kaum seine seelische Balance. Er ist dadurch auch besser gewappnet gegen Krankheit.

Interessant ist in diesem Zusammenhang eine Untersuchung bei der Bundespost. Wissenschaftler analysierten die Erkrankungskurve des Personals. Dabei stellte sich heraus: Die Leute von der Post werden zu völlig anderen Zeiten krank als die übrigen Arbeitnehmer im Bundesgebiet.

Im allgemeinen verläuft die Krankheitskurve der Beschäftigten so: niedriger Stand im Sommer, hochschnellen im November, höchster Stand im Dezember und Januar. Im Gegensatz dazu hat die Krankheitskurve bei der Post im Sommer einen relativ hohen Verlauf. Sie fällt dann allmählich ab und erreicht im Dezember den niedrigsten Jahresstand – ausgerechnet in der Weihnachtszeit, wo die Postler ein weitaus höheres Risiko haben, sich anzustecken und krank zu werden, als die übrige Bevölkerung.

Wie ist dieses Phänomen zu erklären?

Es ist gar kein Phänomen: Die Postangestellten arbeiten in dieser Zeit mit besonderem Schwung – und dieser Schwung schützt sie vor Erkrankungen. Sie haben gar keine Zeit, kleinlichen und negativen Regungen nachzugeben. Ihre Gedanken konzentrieren sich voll und ganz auf ihre Aufgabe – das hält ihre Seele im Lot und ihren Körper gesund.

Ähnliche Erfahrungen machen Ärzte häufig mit Patienten, die ihnen erklären: »Im Krieg, da war ich gesund...« Oder: »Als ich meinen Betrieb aufbaute, da fehlte mir nichts. Jetzt aber, wo ich mir ein bequemes Leben leisten könnte, bin ich ein kranker Mann...«

Solche Menschen sind ohne den Schwung von einst aus der Balance gekommen – sie stürzen in die Krankheit wie Schlittschuhläufer ohne genügendes Tempo aufs Eis.

Mit Freude aktiv sein, nicht den Schwung verlieren – das sollten wir uns zur Lebensregel machen.

Wer zu tun hat, sich mit anderen Dingen beschäftigt, hört auf, sich mit sich selbst zu beschäftigen und über mögliche Schwächen und Gebrechen nachzugrübeln.

Wer sich auf die Umwelt konzentriert, auf die Mitmenschen, auf die Ereignisse, die es zu beeinflussen gilt, der kann seine Gedanken nicht gegen sich selbst kehren – mit die häufigste Krankheitsursache überhaupt.

Das Leben wird niemals mehr zu dem stillen, friedlichen Traum unserer Kindertage zurückkehren. Wir müssen kämpfen und uns mit den Gefahren für unser Leben und unsere Gesundheit auseinandersetzen. Täglich aufs neue.

Mein Rat: Tun Sie es voller Hoffnung, nicht voller Furcht.

Nur wer hofft, kann die natürlichen Kräfte in sich wecken, die uns helfen, den Kampf zu bestehen.